海勤人员
心理应激与防护

朱承超　李鸿昌　王 伟　主编

化学工业出版社

·北京·

内容简介

海勤人员常年在海上执行任务，处于海洋热带风暴、大风大浪、潮汐、海流等环境之下，受作业环境狭小封闭、温湿度大、有害气体、震动、颠簸和磁场等不良因素影响，存在着不同程度的情绪反应或心理紧张状态。为加强海勤人员心理应激管理，做好人员的心理防护，作者编写了《海勤人员心理应激与防护》，供广大海勤人员和基层心理医师参考使用。

本书根据海勤人员工作生活特点，重点阐述了海勤人员常见的心理应激反应及防护策略与措施。全书共分为6个章节，包括心理应激基础知识、心理应激与精神神经疾病、海勤人员常见的心理应激、海勤人员心理应激预警、海勤人员心理应激咨询与治疗、海勤人员心理应激日常防护等内容，旨在帮助海勤人员减少心理应激困扰，增强自我心理健康管理能力，进一步提升心理健康水平及岗位作业能力。

图书在版编目（CIP）数据

海勤人员心理应激与防护/朱承超，李鸿昌，王伟主编. —北京：化学工业出版社，2023.11
　　ISBN 978-7-122-44175-1

Ⅰ．①海…　　Ⅱ．①朱…②李…③王…　　Ⅲ．①海军-心理应激-军队卫生学　　Ⅳ．①R821.8

中国国家版本馆 CIP 数据核字（2023）第 179860 号

责任编辑：李少华	文字编辑：张晓锦
责任校对：王　静	装帧设计：关　飞

出版发行：化学工业出版社（北京市东城区青年湖南街 13 号　邮政编码 100011）
印　　装：涿州市般润文化传播有限公司
710mm×1000mm　1/16　印张 8¾　字数 146 千字　2024 年 1 月北京第 1 版第 1 次印刷

购书咨询：010-64518888　　　　　　售后服务：010-64518899
网　　址：http://www.cip.com.cn

凡购买本书，如有缺损质量问题，本社销售中心负责调换。

定　　价：58.00 元

本书编写人员

主　　　　编　　朱承超　　李鸿昌　　王　伟

副　主　编　　代春丽　　杨立志　　刘传芳　　祁　霞

其他编写人员　　于凤新　　王晋临　　孙　昊　　任倩倩

　　　　　　　　刘晓春　　刘　静　　李家平　　李　月

　　　　　　　　吴　妍　　张爱珍　　杨　昕　　秦晓黎

　　　　　　　　梁　潇　　焦梦薇

前 言

　　海勤人员常年工作和生活在海船上，经常出海训练和执行任务，其特殊的职业特点及残酷的工作环境，使他们面临的应激因素相对复杂，承受的应激强度更为剧烈，由特殊作业环境及工作性质引起的各种心理问题，日益成为海勤人员心理防护的重点和难点，及时组织进行有效的心理干预和治疗，是对广大医务工作者的明确要求，更是广大海勤人员的需求和期盼。通过多年实践和探索研究，作者获得了一大批确切可靠的资料和数据，积累了丰富的经验，在此基础上编写了《海勤人员心理应激与防护》。本书以海勤人员心理应激防护为重点，在参考大量心理应激相关文献的基础上，对海勤人员心理应激的基本特点、心理学基础、心理应激与精神神经疾病进行了阐述，详细介绍了海勤人员常见的心理应激反应、预警预测、咨询与治疗、日常心理困扰及防护技巧。本书面向海勤人员，立足基础知识，侧重实际需求，具有较强的指导性和实用性，对于提高海勤人员的心理应激防护能力具有重要价值。相信此书的出版不仅能提高医务工作者对海勤人员心理问题的识别、干预能力，还能增强海勤人员心理卫生自我防护能力。随着心理应激研究的不断深入，我们也将不断探索海勤人员的心理防护知识技能，为维护和提高海勤人员心理健康水平做出新贡献。

　　本书在编写过程中受到了海军军医大学心理教研室的大力支持和帮助，在此表示感谢！

朱永坤
2023 年 8 月

目 录

第一章

心理应激基础知识

第一节　应激与应激反应

一、应激及应激的相关概念

应激是个体与环境之间的一种特殊关系，是由于紧张刺激导致的身心紧张状况，并伴有躯体功能及心理活动的改变。研究表明，心理应激程度与心理健康状况密切相关。高强度或长时间的应激会导致机体生理功能紊乱甚至引发应激性疾病，如疼痛、发热、运动能力下降、认知功能损伤、情绪激动、焦虑、抑郁等。

应激源是指引起应激的刺激物。应激源可分为理化性应激源、生物性应激源、心理性应激源、文化性应激源、社会性应激源。理化性应激源主要是指物理、化学性刺激物，如高温、辐射等；生物性应激源是指病原体性刺激物，如细菌、寄生虫等；心理性应激源是指个体头脑中形成的紧张性刺激信息，如动机受挫、凶事预感等；文化性应激源是指由于文化迁移而引起的种种刺激，涉及风俗、信仰等；社会性应激源是指社会生活中的刺激性情境，如恋爱、家庭与工作等。

二、应激障碍的发生机制

应激障碍发生机制是应激源与个体相互作用的结果，首先应激源是个体发病的直接因素，性质越严重，致病作用越强；二是人格因素和个体易感性，不稳定人格、依赖人格、神经质者以及对应激应对能力差者更易发生；三是病理生理改变，急剧超强的应激作用于高级神经活动过程，引起大脑皮质的超限抑制，出现不同程度的意识障碍、精神运动性兴奋或抑制状态；四是生化改变，下丘脑-垂体-肾上腺皮质轴（HPA轴）激活导致高糖皮质激素血症，持续的高糖皮质激素血症可以损害大脑，尤其是海马，海马损害可能与应激障碍的症状如记忆、情绪和行为改变有关。

当应激源信息进入大脑，引起不同形式的、与刺激源相关而又各具特殊性的神经活动，神经活动的传递由神经递质来完成。心理应激过程中产生并循环于体液中的某些激素，可以作用于脑神经细胞，改变基因表达，甚至引起脑损害；应激状态时产生的情绪变化反过来通过中枢神经系统影响其他系统、器官的功能状态。如视丘下部和垂体在应激时发生功能状态的变化，直接影响到神经内分泌、中枢神经递质及免疫系统的变化。

三、急性应激心理反应阶段

（1）冲击阶段　发生在暴露于应激源后不久或当时。如果应激源比较弱，心理反应主要为焦虑；如果应激很严重，心理反应主要为麻木、呆板、不知所措，称为"类休克状态"。

（2）安定阶段　亲历者努力恢复心理上的平衡，控制情绪紊乱，恢复受到损害的认知功能，本阶段可以采用各种心理防御机制或者争取家庭与亲朋的情绪支持，以便使自己从应激源的冲击中安定下来。

（3）解决阶段　亲历者将自己的注意力转向应激源，并努力设法处置它。可能会通过改变自己的应对能力，创造良好的社会和自然环境，也可能会直接地面对应激源，将它消除掉。

四、急性应激障碍的分类

（1）急性应激障碍　在急剧、严重的精神刺激后数分钟或数小时发病，主要表现为意识障碍，意识范围狭隘，定向障碍，以及精神运动性兴奋或精神运动性抑制。

（2）创伤后应激障碍　是指在遭受强烈的或灾难性精神创伤事件之后，数月至半年内出现的精神障碍，主要表现为反复重现创伤性体验，持续警觉性增高，以及持续回避等。

（3）适应障碍　是指在易感个性的基础上，遇到了应激性生活事件，出现了反应性情绪障碍、适应不良性行为和社会功能受损。通常在遭遇生活事件后1个月内发病，病程一般不超过6个月。

五、应激反应的表现

（一）行为反应

应激的行为反应可表现为攻击、冷漠、病态固执等。受到挫折时可能会表现出各种攻击行为。攻击行为可以指向他人，也可以指向自身。如果长期处于应激情境，而对引起应激的对象无法进行攻击，也没有其他适当的发泄方式，只能将心中的愤怒强压下去，以求得表面上的心理宁静，表现出冷淡、无动于衷的态度。突发的、重大的挫折常使人出现一再重复的无效的动作或行为，虽然毫无意义或结果，但却无法抗拒，身不由己地要继续这种动作或行为，而且不能被更适当的行为反应取代。病态固执常影响人们度过应激情景和重新适应。

（二）情绪反应

（1）选择性忽视　即有意不去注意自己的挫折和精神痛苦，如否认、压抑、回避等。

（2）选择性重视　即特别地注意自己的优点、成就，以达到自慰，借此转移注意对象。

（3）改变原有价值系统　即对事件作出与客观现实不相符，但易于自己接受的重新评价，如投射、合理化等。

（4）改变愿望满足方式　即寻找其他精神寄托，以获得新的满足，如通过加倍学习获得学业上的成就以弥补精神创伤。

（5）降低自己的理想与愿望　在遇到挫折时，有人会采取行为退化或躯体化方式，通过多种躯体不适来获得更多的社会支持，降低个人的社会责任。

（三）创伤后应激障碍性别差异的影响因素

创伤后应激障碍性别差异的影响因素有很多，常见的有创伤暴露种类的差异、对创伤事件的情绪反应差异、对创伤事件的认知评价差异、心理神经内分泌学差异。创伤暴露种类的差异：和男性相比，女性在成年期更容易受到性侵害，在儿童期间更容易受到性虐待，但更少经历意外事故、战争、火灾等创伤情境。对创伤事件的情绪反应差异：女性在对待压力刺激时会伴随更强烈的恐惧、焦虑、悲伤等情绪唤醒，而男性在压力情境下常表现为对酒精的渴求等增加。对创伤事件的认知评价差异：和男性相比，女性在面对威胁性事件时，更容易采用担心、自我惩罚等思维控制方法来获得对创伤事件的控制感，较少寻求社会支持。心理神经内分泌学差异：创伤后应激障碍男性患者血浆皮质醇水平较低，而女性在应激状态下 HPA 轴功能更容易出现异常。

第二节　认知过程

当个体从自己的角度，对遇到的应激源的性质、程度和可能的危害情况及面临应激时自己可动用的应对资源做出估计时，对应激源及可动用资源的认知评价直接影响着个体的应对活动和心身反应。个体觉察到威胁后，引起对应激源的反应，包括生理和心理行为两方面。这些反应如一定的唤醒水平、集中注意力、积极思维等，都有助于个体正确认识应激源并选择积极的应对措施；有的反应是消极的，如过度的唤醒、焦虑，以及一些消极的自我防御等，导致个体的认知能力降低，影响正确的判断。研究显示，船体隔离闭塞的环境、海上复杂多变的气候、紧张单调的工作等应激源，可不同程度影响海勤人员的注意力、记忆力、专注度、情绪等方面。应激压力导致海勤人员的认知、情绪和行为发生改变，可严重降低岗位作业效率。

一、认知心理学

认知心理学起源于 20 世纪 50 年代中期西方兴起的一种心理学思潮和研究方向，广义上泛指研究人类的高级心理过程，主要是认识过程，如注意、知觉、表象、记忆、创造性、问题解决、言语与思维。狭义认知心理学专指信息加工心理学，即采用信息加工观点研究认知过程。认知心理学主要的理论有情绪认知理论，该理论认为情绪的产生受到环境事件、生理状况和认知过程三种因素的影响，其中认知过程是决定情绪性质的关键因素。

二、认知过程概述

（一）感觉和知觉

感觉是客观刺激作用于感觉器官所产生的对事物个别属性的反映，是人类最初级的心理过程，是知觉的基础。知觉是对某一具体事物的各种属性以及它们的相互关系进行整体反映，并结合以往经验，形成的总体印象。知觉是一事物各种不同的属性反映到脑中进行综合合并。知觉具有整体性、选择性、理解性、恒常性四个共同特点。知觉的整体性是知觉在感知某一对象时，总是把它作为具有一定结构的整体来反映。知觉的选择性则是知觉在感知多种物体时，总是优先地把某些对象区分出来，即使是感知一个对象，也会有选择地找出其主要特征。知觉的理解性是人在感知对象时，总是用以往所获得的知识和经验来理解当时所感知的对象。而知觉的恒常性是当物体的距离、缩影比、照明度等发生改变时，知觉的映像常保持不变。

如果感觉或知觉体验与外界客观事物或事实不相符，则分别称为感觉障碍或知觉障碍。感知综合障碍是患者对客观事物能正确感知，如知道是某个人或某种动物等，但对该客体的某些个别属性，如大小、颜色、形状、距离等，却产生错误的感知，如视物变形症、空间感知综合障碍等。感觉过敏又称感觉增强，表现为对一般强度刺激的反应特别敏感和强烈，远远超过了常人所能忍耐或觉察到的程度，如感到阳光特别刺眼、声音特别刺耳等。多见于神经症、更年期综合征等。感觉迟钝又称感觉抑制或感觉减退，是对外界一般刺激的感受性降低，感觉阈值增高，多见于抑郁状态、木僵状态和意识障碍。内感性不适也称体感异常，是躯体内部产生的各种不舒适或难以忍受的异样感觉，如牵拉、游走、蚁爬感等，性质难以描述，没有明确的局部定位，可继发疑病观念，多见于神经症、抑郁状态和躯体化障碍。

错觉是在特定条件下产生的对物体歪曲的知觉，这种歪曲往往带有固定的倾向。错觉产生的原因可能是生理的，也可能是心理的。海勤人员出现错觉进行检查时，要注意观察错觉的种类（如错视、错听）、错觉的内容（看到或听到什么）、错觉出现时的背景（是否在疲劳时、恐惧时、期待时、高热时出现等）、错觉出现的时间（是白天还是晚上或入睡前）、错觉持续的时间（是短暂还是持久）、个人对错觉的反应（是否能批判，是怀疑还是坚信不疑，是否伴有情绪、行为反应）、错觉是否发生于个人主观幻想之中及其变化情况等。

（二）注意和意识

注意是个体的精神活动集中地指向于一定对象的过程，具有广度、稳定性、紧张度、分配及转移等特征。注意的广度也叫注意的范围，指在同一时间内所能清楚把握注意对象的数量。注意的稳定性是对某一客体的指向和集中所能保持的时间，既和活动的性质有关，也和主体的状态有关。注意的紧张度是心理活动对某一事物高度集中，而对其他事物则"听而不闻，视而不见"。注意的分配是同时进行两种以上活动时，把注意指向不同的对象。注意的转移是个体根据新的任务和需要，主动把注意力从一个对象转移到另一个对象上。

注意的病理表现形式主要有注意增强、注意涣散、随境转移、注意狭窄、注意迟钝、注意固定。注意增强是注意的紧张性过度增强，患者特别容易被某类事物所吸引或特别注意某种活动。注意涣散是注意的稳定性降低，主动注意明显减弱，患者的注意可以很快活跃起来，但难以集中到固定的对象并保持适当长的时间。随境转移又称注意转移，是注意的稳定性减弱和分配、转移失调。注意狭窄是注意的广度和范围的显著缩小，主动注意能力也明显减弱。注意迟钝则是主动注意和被动注意两者均明显减弱，注意兴奋性的集中困难、缓慢；注意固定又称强制性注意，是注意固定集中于某种观念和事物上难以转移。

意识在不同领域含义不尽一致，在哲学中，意识是人的主观世界或全部心理活动的总和，即与精神、思想同义，有时把感觉、经验也包含在意识之中。哲学把意识分为社会意识和自我意识两大类。心理学曾一度被定义为研究意识的科学，但迄今为止，对于意识人们还没有找到一个令人满意的定义，就心理状态而言，意识是清醒状态下觉察和觉知；就心理内容而言，意识包括能够用语言表达出东西，如对幸福的体验，对周围环境的知觉、对往事的回忆等；在行为水平上，意识意味着受意愿支配的动作或活动，与自动化的动作相反。在医学中，意识是个体对外界环境、自身状况或既往经历以及它们现实意义的确认，即人的清醒程度和理解自己与环境的完整程度，包括周围环境意识和自我意识两个方面。

自我意识又叫人格意识，是周围环境意识清晰时肯定自我存在的体验，主要包括自我存在意识、自我能动意识、自我同一意识、自我单一意识、自我界限意识。自我存在意识即自己对自己的存在能有一个现实的、确切无误的体会，即我的躯体和精神是客观存在的。自我能动意识，即意识到自己的精神活动是受自己支配和控制的。自我同一意识，即意识到在不同的时间内，自己是同一个人。自我单一意识，即意识到在一时间内，自己是单一的人、独立的人。自我界限意识，即意识到自己和其他的人或事物之间存在着界限，是互相独立存在的，即我是我，你是你，是完全不同的个体。

睡眠和梦是意识的特殊状态，人类正常的睡眠共分5期，每晚8小时的睡眠中，每90分钟左右各个睡眠期循环一次。其中Ⅰ～Ⅳ期称为非快速眼动期（NREM），另一期称为快速眼动期（REM）。

（1）非快速眼动期　Ⅰ期睡眠是清醒和睡眠之间的转换期，人很容易在此期醒来，占睡眠总时间的5％～10％；Ⅱ期约占整个睡眠期的50％，出现睡眠纺锤波是此期的主要特征，属中度睡眠；Ⅲ、Ⅳ期又称深睡眠期，人体在此期进行自我修复，又称再生期，占总睡眠的20％。

（2）快速眼动期　此期眼球快速地从一侧转到另一侧，占总睡眠的20％～25％，梦的80％发生于此期。

（三）学习和记忆

学习是由经验引起的行为、思维、情感和态度的比较持久的变化，包括联合学习和认知学习两种方式。记忆是在大脑中积累和保存个体经验的心理过程，也就是人脑对外界输入的信息进行编码、存储和提取的过程，根据记忆保持时间的长短，将记忆分为瞬时记忆、短时记忆和长时记忆。瞬时记忆是刺激停止作用后，信息在感觉中瞬间的保持。短时记忆是信息保持的时间很短，一般不会超过1分钟。记忆的内容往往同人们正在进行的活动有关，活动完成之后，如果没有对短时记忆的信息加以复述，记忆就会消失。长时记忆是刺激停止作用后，信息在大脑中会保持很长时间，甚至终生不忘。瞬时记忆中保持的内容，如果进行编码，就会转入到短时记忆之中，反之，痕迹就会衰退。短时记忆中的信息如果加以复述、巩固或强化，就转入到长时记忆中保存下来，反之则可能丧失。

记忆的基本过程包括识记、保存、回忆和再认。识记是通过感知、思维、体验和操作等活动获得知识和经验的过程，是将知觉、思考或感觉到的信息进行编码，然后转化为持续记忆的过程。保存是信息储存，是对识记的进一步巩固，分三个阶段，第一阶段是通过感觉形成记忆痕迹，第二阶段为短期保存，第三阶段为长期保存，保存发生障碍时，将不能建立新的记忆，出现遗忘。回忆是人们过去经历过的事物的形象和概念在人们头脑中重新出现的过程；再认是人们对感知过、思考过或体验过的事物，当他再度呈现时，仍能认识的心理过程，再认要比回忆简单和容易。

记忆过程是神经元之间信息传递的过程，神经元之间的突触传递必须以神经递质为中介才能完成信息传递。与记忆过程相关的神经递质主要包括：乙酰胆碱、5-羟色胺、去甲肾上腺素、谷氨酸、γ-氨基丁酸、甘氨酸等。神经递质受体介导了中枢和外周神经系统细胞之间的信息传递。与记忆过程相关的神经递质受体主要包括：N 型乙酰胆碱受体、M 型乙酰胆碱受体、兴奋性氨基酸受体、抑制性氨基酸受体、代谢性谷氨酸受体、多巴胺和 5-HT 受体、肾上腺素能儿茶酚胺受体等。

记忆障碍主要表现为记忆减退、遗忘、记忆错误。记忆减退是指记忆能力的三个基本过程普遍减退，即识记、保持、回忆和再认的能力比一般人或比本人之前有程度不同的减退，临床上较多见。遗忘是部分或全部地不能回忆以往的经历，一段时间后全部经历的丧失称为完全性遗忘，仅仅是对部分经历或事件不能回忆称为部分性遗忘。除了由脑退行性病变、脑损伤等病理性因素引起的遗忘外，遗忘的原因目前主要有两种理论。一是衰退理论，该理论认为遗忘的主要原因是学习过程中产生的记忆痕迹随着时间的流逝而逐渐减弱，以至最后消退。记忆痕迹是心理表征，是记忆的基础。二是干扰理论，该理论认为遗忘的发生不是因为时间，而是学习后各种事件的干扰。一般来说，记忆材料之间的干扰表现为前摄抑制和倒摄抑制两种典型的抑制。先学习的材料对识记和回忆后学习材料的干扰作用称为前摄抑制；后学习的材料对识记和回忆先学习材料的干扰作用称为倒摄抑制。记忆错误主要包括记忆恍惚、错构和虚构，记忆恍惚包括似曾相识、旧事如新、重演性记忆错误，常与颞叶病损有关；记忆错构是记忆错觉，常见于酒精中毒性精神障碍；记忆虚构是把过去从未发生的事或体验说成确有此事。

目前研究发现，记忆障碍与脑内病变有一定的关系，如海马和乳头体等部位病变时可出现顺行性遗忘，失去将近时记忆转为长时记忆的能力。颞叶性癫痫及颞叶脑炎时会发生记忆暂时丧失。丘脑某些部位病变，可产生逆行性遗忘。科尔萨科夫综合征的记忆障碍，与丘脑背内侧核病变有关。脑外伤可出现逆行性遗忘或顺行性遗忘。大脑广泛病变常出现短时到长时的记忆障碍，严重程度与大脑病变的广泛程度成正比。

（四）语言和思维

语言是一种社会现象，是人类通过高度结构化的声音组合，或通过书写符合、手势等构成的一种符号系统，同时又是一种运用这种符号系统来交流思想的行为。思维是借助语言、表象或动作实现的，是对客观事物的概括和间接的认识，是认识的高级形式，它能揭示事物的本质特征和内部联系，并主要表现在概念的形成和问题的解决活动中。正常思维具有目的性、连贯性、逻辑性等特征。思维的目的性是指思维围绕着一定目的，有意识进行的。连贯性是指思维过程中的概念之间前后衔接，互相联系。逻辑性是指思维过程应遵循逻辑的方法和规律，按照逻辑的程序进行。思维障碍是精神病学的重要症状，主要分为思维形式障碍和思维内容障碍两个部分。思维形式障碍主要有思维奔逸、思维迟缓、思维贫乏、赘述、病理性象征性思维等。思维内容障碍，主要是妄想，常见的妄想有被害妄想、关系妄想、夸大妄想、影响妄想等。

第三节　动机和需要

一、动机

（一）动机的定义

动机是由一种目标或对象所引导、激发和维持个体行为的内在心理过程或内部动力，可以通过任务选择来判断个体行为动机的方向、对象或目标。按照动机的性质可分为自然动机和社会动机，自然动机是由生理需要和安全需要引发的，社会动机是由人的社会属性决定的，是后天习得的，是人类所独有的。可以通过任务选择来判断个体行为动机的方向、对象或目标，也可以通过努力程度和坚持来判断动机强度的大小。动机和工作效率呈倒"U"型关系，中等水平的动机对工作效率最有利，动机的最佳水平随任务性质不同而不同，对较易的任务，动机最佳水平要高些，而对于较难的任务，动机最佳水平则要低些。

（二）动机产生的基础

需要是动机产生的基础，它表现为有机体对内部环境或外部环境的一种稳定的要求，是有机体活动的基本动力，可分为生物性需要和社会性需要。

二、需要

（一）需要的定义

人生活在社会上，要维持和发展自己的生命，需要一定的客观条件来保证，没有这些条件就不能生存也不能延续，需要是有机体内部的一种不平衡状态，表现为有机体对内外环境条件的欲求，需要都有对象，没有对象的需要是不存在的。

（二）层次需要论

马斯洛将人类的主要需要依其发展顺序及层次高低分为五个层次：

（1）生理的需要　具有自我和种族保存意义，是个体未来生存必不可少的需要。

（2）安全的需要　指对生活存在无威胁、能预测、有秩序的环境需要。

（3）归属与爱的需要　表明人渴望亲密的感情关系，不甘被孤立或疏离。

（4）尊重的需要　是个人对自己的尊重与价值的追求，包括"人尊"和"自尊"。

（5）自我实现的需要　指追求自我理想的实现，充分发挥个人才能与潜力的需要，是人的最高层次的需要，它的产生依赖于前面的基本需要的满足。

第四节　情绪、情感和意志

一、情绪和情感

情绪是人和动物接受情景刺激，经过个体生物性需要判断后，产生的生理、行为变化。情感是情景刺激经过个体的精神性需要和社会性需要判断后产生的生理、行为变化。情绪和情感都是由刺激所引起，产生都和动机、需要有关，都有表情、行为和生理变化，都是对客观现实的一种反映形式。情绪和情感二者又有区别，情绪属于低级层次，是对生物性需要的最简单的态度的体验，为人和动物所共有，伴有明显的生理反应和行为变化。情感属于高级层次，是对社会和精神性需要的复杂态度和体验，为人所特有，多不伴有明显的生理变化。

正常情感活动具有指向性、可诱发性、协调性、稳定性、深刻性、效能性六种特征。情感的指向性即由什么引起的情感变化，情感体验则指向什么。可诱发性即某种因素可诱发某种情感体验。协调性是指某种因素可引起某种相应的情感体验和表情变化。稳定性即情感活动具有相对的稳定性，不会反复无常。深刻性即情感活动在一个人的思想行为中深入的程度。效能性是指情感活动能鼓舞人们的行动，如愉快和满意能使一个人的工作和学习更为有效，即使是悲痛，也可以促使人们将它化为一种强大的力量去进行奋斗。

二、意志

（一）意志的定义

意志是有意识地确立目的、调节和支配行动，并通过克服困难和挫折，实现预定目的的心理过程。

（二）意志行为

意志行为是有意识地确立目标，调节和支配行动，并通过克服困难和挫折，实现预定目标的心理过程。意志行为具有指向性、自觉性、坚定性、选择性等主要特征。意志行为的指向性是指正常的意志行为具有明确的动机和指向，促使其实际行动按动机要求进行到底。自觉性即对行动的目的有深刻的认识，能自觉地支配自己的行动，积极主动地加以实施和完成。意志行为坚定性即坚持不懈地克服在实施过程中遇到的各种困难和阻力，百折不挠地加以完成。选择性是指几种相互矛盾的欲望与动机出现于意识中，并互相拮抗时，能当机立断地决定取舍。

第五节　能力和人格

一、能力

能力是一种心理特征，是顺利实现某种活动的心理条件，是个体具有的潜力和可能性，而不是现有的成就水平。能力是掌握知识技能的前提，也是运用知识技能的结果，他们之间相互促进、转化。能力是发展的，能力发展存在个体差异，能力有发展水平的差异，能力有表现早晚的差异。一般能力即智力，是指在不同种类的活动中表现出来的能力，包括观察力、理解力、记忆力、想象力、思维能力等。特殊能力是在此种特定种类的活动中表现出来的能力，如计算能力、音乐能力、辨色能力等。能力可以通过一定的方式进行检查评估，如智力测试、语言测试、记忆力测试、空间能力测试、数学能力测试等。

二、人格

（一）人格的定义

人格是决定一个人适应环境的独特的行为模式和思维模式，具有独特性、稳定性、综合性和功能性的特征。

（二）人格的结构

人格是由气质、性格和自我调控系统构成的。气质是指表现在心理活动过程的强度、速度、灵活性和指向性等方面的一种稳定性的心理特征。人的气质是先天性的，无好坏之分。按照神经类型的稳定性和灵活性可将气质分为多血质、胆汁质、黏液质、抑郁质。性格是一种与社会密切相关的人格特征，主要体现在对自己、对他人、对事物的态度和所采取的言行上。性格是在后天环境中形成的，有好坏之分。

性格具有现实态度特征、意志特征、情绪特征、理智特征等四个特征。性格的现实态度特征就是人在处置各种社会关系方面表现出的性格特征，如对社会、集体、他人、自己、学习、工作等方面的态度。性格的意志特征是指人们为了达到既定目的，自觉地调节自己的行为方式和水平时表现出的意志特征，如独立性、组织性、纪律性、主动性等。性格的情绪特征是个人经常表现在情绪活动中的强度、稳定性、持久性和主导心境方面的特征。性格的理智特征即人们在感知、记忆、想象和思维等认识过程中所表现出的个别差异。自我调控系统是人格中的内控系统，包含自我认知、自我体验、自我控制三个子系统，对人格的各种成分进行调控，确保人格的完整统一和谐。

（三）弗洛伊德的人格结构的动力理论

1. 人格动力论

弗洛伊德将本能视为人类的基本心理动力，他认为本能是一切心理能量都来自躯体内部的兴奋状态，它寻求表现和寻求紧张释放，本能分为生本能和死本能。所有与生命维持、发展和延续有关的本能称为生本能，生本能具有正向的、积极的、建设性的作用，其中性本能是主要成分。死本能是一种与生俱来的，要摧毁秩序、破坏关系和团结，指从较不稳定的生命有机体状态回复到稳定的无机物的倾向，包括自杀或自毁行为。

2. 人格结构理论

弗洛伊德提出的人格结构理论包括本我、自我和超我三个层次。本我是由一切与生俱来的本能、冲动和欲望所组成，遵循"快乐原则"，不断地盲目寻求满足，具有强大的非理性的心理能量，是人格的动力。如果受阻，就会出现烦扰和焦虑。自我介乎本我和超我之间，按照"现实原则"活动，它通过与外界环境接触，由后天学习获得特殊发展，它对本我发挥指导和管理功能。超我代表良心和道德力量的人格结构部分，其活动遵循"道德原则"。从个体发育来看，超我在很大程度上依赖于父母的影响。超我一旦形成，自我就要同时协调本我、超我和现实三方面的要求。

第二章

心理应激与精神神经疾病

海勤人员常年在海上工作生活，受海洋热带风暴、大风大浪、潮汐、海流水文因素，及作业环境狭小封闭、温湿度大、有害气体、震动、颠簸和磁场等因素的影响，承受着强烈而复杂的生理应激和心理应激，若个人不能很好地自我调适，又缺乏专业的心理干预，持续的心理应激状态，将会引起心身疾病甚至是精神疾病。与海勤人员心理应激密切相关，常见的精神神经疾病主要有各种疑病症、癔症、神经衰弱、焦虑症、恐怖症、强迫症、抑郁症、睡眠障碍及适应障碍。因而，需要高度关注海勤人员心的理应激问题，及早发现，及时干预。

第一节 神 经 症

一、基本概念

神经症是一组精神障碍的总称，其症状主要表现为精神活动能力下降、烦恼、紧张、焦虑、抑郁、恐惧、强迫、疑病及多种躯体不适感等，起病常与心理、社会因素有关，临床症状没有可证实的器质性病变基础，并与个人的现实处境不相称，社会功能相对完好，行为一般保持在社会规范允许的范围之内。患者对疾病有相当的自知力，疾病痛苦感明显，有求治要求。

二、临床表现

（1）焦虑情绪　是神经症患者的常见主观体验，伴随焦虑的还有一系列交感神经的兴奋活动的表现。

（2）防御性行为　是神经症患者常常采取的应对环境变化的一种行为模式，不面对现实，躲避或否认困难存在。

（3）人际关系的冲突　由于神经症患者过分要求别人，以自我为中心，以及适应不良的行为和焦虑情绪，很难与他人保持良好的人际关系。

（4）躯体不适感　几乎所有的神经症患者都认为自己是一个不幸的人，

他们常常感到自己"满身是病"。他们需要别人的同情理解和关心，常常为自己的各种"病"症而心情紧张，并伴有很多情绪不稳的表现。

三、病因

（1）精神应激因素 神经症患者较他人遭受更多的生活事件，主要以人际关系、家庭、工作等方面的问题多见。

（2）素质因素 神经症患者的个性特征或个体易感素质对于神经症的病因学意义可能更为重要，亲代的遗传影响主要表现为易感个性。

（3）个性特征 一般认为，患者的个性特征首先决定着罹患神经症的难易程度。巴甫洛夫认为，神经症的人格类型为弱型或强而不均衡型。其次，不同的个性特征决定着罹患某种特定的神经症亚型的倾向。在神经类型弱型者中间，艺术型者易患癔症，思维型者易患强迫症，中间型者易患神经衰弱。

第二节 疑 病 症

一、概念

疑病症是一种担心或相信患严重躯体疾病的持久性先占观念为主的疾病，患者因为这种症状反复就医，各种医学检查阴性结果和医师解释，均不能打消其疑虑，即使患者有时存在某种躯体疾患，但不能解释所诉症状的性质、程度，与患者的痛苦与先占观念不相称，患者常伴有焦虑或抑郁。

二、诊断与鉴别诊断

（一）疑病症的诊断

（1）疑病症状，对自身健康或疾病过分担心，严重程度与实际健康情况不相符合；经常出现感觉异常，或对身体出现的各种正常生理征象或变化过分关注，并做出疑病性解释；有牢固的疑病观念，但不是妄想；患者大多知道自己疑病的证据不充分，要求反复就医或反复进行医学检查，对阴性结果和医师的合理解释不能接受，更不能因此而打消其对患病的疑虑。

（2）病程至少达 3 个月。

（3）应排除与疑病观念有关的躯体疾病、偏执型精神分裂症、强迫症、抑郁症等。

（二）鉴别诊断

1. 与抑郁症的鉴别

抑郁症常有疑病倾向，但存在显著的情绪低落和伴发其他抑郁症的症状。

2. 与精神分裂症的鉴别

精神分裂症早期可出现疑病症状，但内容较荒谬或不固定，患者积极要求治疗，并有其他精神病性症状。

3. 其他神经症的鉴别

（1）焦虑症　可伴有躯体性焦虑症状，开始时可认为自己患有严重疾病，但在得到客观解释后即放心，不会形成疑病观念。

（2）恐惧症　恐惧对象往往指向身体以外的客观环境或事物，对身体出现的不适症状同意并接受医师解释。

（3）躯体化障碍　患者注意症状，诉说的疾病及其症状数量较多，且经常变化，不像疑病症患者注意疾病本身及后果。

三、治疗方法

（1）支持性心理治疗　支持性心理治疗是治疗本病的基础。关键是帮助患者解决以下问题。一是指导患者少看或不看医学科普文章，尤在治疗期间不看为宜；二是帮助患者改变随便投医问病的习惯；三是帮助患者改变经常自我注意、自我检查、自我暗示的不良生活习惯，以切断"身心交叉感染"；四是对功能性症状或不适，采取"顺其自然"的态度。诊断确定后停止各种不必要的检查，建立良好的医患关系。

（2）其他疗法　如认知疗法、森田疗法、工娱疗法，培养患者广泛兴趣，使患者感到生活有"内容"。

（3）精神药物治疗　针对患者的焦虑和抑郁症状给予药物，进行对症治疗。

第三节　癔　症

一、概念

癔症是一种没有器质性病变，以人格倾向为基础，在心理社会（环境）因素影响下产生的精神障碍。

二、临床表现及诊断要点

（一）临床表现

（1）情感暴发　常在与人争吵、情绪激动时突然发作，表现为尽情发泄、哭叫不休、捶胸顿足。多人围观时，发作尤为剧烈。

（2）癔症性意识障碍　主要表现为意识范围缩小，发病突然，言语、动作、表情反映心理创伤内容，一般历时几十分钟即可恢复，清醒后对病中经历多不能完全回忆。

（3）癔症性身份障碍　此时患者暂时丧失个人身份识别能力和对周围环境的完全意识。

（4）癔症性遗忘　患者无脑器质性损害，以选择性遗忘为主要表现，遗忘的那段时间或事件，往往与心理创伤有关。

（5）癔症性假性痴呆　指患者在心理创伤之后突然出现严重智力障碍，但无脑器质性病变或其他精神病存在。

（6）癔症性漫游　在白天觉醒时离家出走，伴自我身份识别障碍，事后有遗忘。

（二）诊断要点

（1）起病急，有明显的精神因素，常因暗示与自我暗示而发病。

（2）临床症状具有发作性、戏剧性、高度暗示性及丰富的情感色彩，无器质性病变。

（3）病前常具有癔症性人格特点，或既往有类似的癔症发作史。

（4）必须排除其他可能引起类似症状的疾病。

三、心理治疗方法

（1）暗示疗法　常采用言语暗示和安慰剂治疗。

（2）催眠疗法　常用言语催眠和药物催眠。

（3）支持性心理治疗　让患者对疾病的性质有充分了解，帮助患者认识和克服癔症性格，增强战胜疾病的勇气。

（4）做好解释工作　不应忽视对家属及陪伴者的解释工作，以争取他们的配合，避免不良暗示。

第四节　神经衰弱

一、概念

神经衰弱是以精神兴奋和脑力易疲乏为主的临床特征，常伴有情绪烦恼和躯体性主诉及症状，无相应器质性病变基础。

二、临床表现

（1）衰弱症状　脑力易疲劳，无精打采，自感脑子迟钝，注意力不集中或不能持久，记忆差，脑力和体力均易疲劳，效率显著下降。

（2）情绪症状　感到烦恼、紧张而不能松弛，易激惹等，常与现实生活中的各种矛盾有关，感到困难重重，难以应付。

（3）兴奋症状　感到精神易兴奋，表现为回忆和联想增多且控制不住，伴有不快感，但没有言语运动增多。

（4）肌肉紧张性疼痛　如紧张性头痛、肢体肌肉酸痛等。

（5）睡眠障碍　如入睡困难，为多梦所苦，醒后感到不解乏，无睡眠感，睡眠觉醒节律紊乱。

（6）其他心理生理障碍　如头晕、心慌、胸闷、消化不良、多汗等。

三、治疗要点

神经衰弱的治疗原则是以心理治疗为主，配合药物、理疗和体育锻炼等综合措施。

（1）支持性心理治疗　是治疗本病的基本方法，应系统地向患者讲解有关本病的医学知识，使患者对疾病的本质有充分认识，帮助患者寻找并消除影响疾病恢复的各种不利因素。

（2）森田疗法　是一种治疗神经衰弱的有效方法。

（3）帮助患者制订合理的生活作息时间，丰富生活内容，加强体育锻炼。

（4）通过人格测验，进行人格分析，克服不利于健康的性格特点。

（5）生物反馈治疗，对紧张性疼痛有良好的效果，对睡眠也有改善作用。

第五节　恐　怖　症

一、概念

恐怖症又称恐惧症，是一种以对某些特定物体、活动或情境产生持续的和不合理的恐惧为特征的神经症性障碍，患者常不得不回避害怕的对象或情境，患者明知恐惧不合理，没必要，但却要反复出现恐惧情绪和回避行为，难以控制并因此而感到痛苦，以至于影响正常工作和生活。

二、常见临床类型

（1）广场恐怖症　主要表现为害怕离家外出，害怕独处，害怕离家以后处于无能为力或无助的状况下不能立即离开该场所。

（2）社交恐怖症　恐惧对象是社交场合和人际接触，多出现在与别人在一起时，独处时则不发生。

（3）单纯恐怖症　表现为对以上两类恐怖症、恐怖对象以外的某些特定的、单一的物体、情境或活动的害怕。

三、诊断要点

（1）广场恐怖　恐怖对象是某些特定的环境，如高处、广场、密闭或拥挤的场所等。

（2）社交恐怖　对象主要是人，与人交往时出现强烈的不安、脸红、怕看别人的眼睛等，对恐怖对象有回避反应，直接影响社会功能。

（3）单纯恐怖　对象是某些特定的单一物体，如动物、鲜血、锋利的物品等。

（4）起病急　发病时往往有显著的自主神经功能障碍，如心慌、脸红、出汗等。

（5）明知恐怖过分、不合理、不必要，但无法控制，要求治疗。

四、心理治疗方法

（1）支持性心理治疗　让患者明确疾病性质，在心理上鼓励和支持患者。

（2）行为治疗　对恐怖症有较好的疗效，临床常用系统脱敏疗法和冲击疗法。

（3）药物治疗　可应用苯二氮䓬类药物，减轻焦虑症状，应用5-羟色胺再摄取抑制等药物对恐惧症也有一定的疗效。

第六节　焦　虑　症

一、概念

　　焦虑症是以焦虑、紧张、恐惧为主要临床表现，伴有自主神经系统症状和运动性不安，患者自知力存在，其焦虑情绪并非由于实际威胁所导致，或者其紧张焦虑程度与现实处境不相适应，患者为此感到痛苦。焦虑症可分为惊恐发作和广泛性焦虑两种类型。

二、临床表现

　　（1）惊恐发作　即急性焦虑，是一种以反复发作为主要原发症状的焦虑障碍，是在没有客观危险的环境下发作或发作无明显而固定的诱因，以致发作不可预测。发作间歇期，除了害怕再次发作外，没有其他明显症状。发作的典型表现常是患者在日常活动中，突然出现强烈恐惧，好像心脏要从胸腔中跳出来，有胸闷、喉头堵塞窒息感，因此惊叫、呼救或跑出室外。发作突然，10分钟内达到高峰，一般不超过1小时。发作时意识清晰，事后能回忆发作的经过，发作并不局限于特定的情况或环境，大多数患者在间歇期因担心再次发病而紧张不安，并可出现一些自主神经活动亢进症状。惊恐发作患者也可伴有抑郁症状，存在自杀倾向，需注意防范。

　　（2）广泛性焦虑　表现为无明确对象和具体内容的焦虑和紧张不安，或对现实生活中某些问题过度担心和忧虑，并因此而感到心烦意乱，担心有不好的事情发生，伴有心慌、胸闷、头晕、失眠、呼吸急促、注意力不集中、易受惊吓、运动性不安等症状。

三、治疗要点

（一）惊恐发作

（1）认知行为疗法　直接纠正患者不恰当的想法和行为，包括纠正这些症状的出现、持续或恶化。主要目标在于减少与惊恐发作有关的内外恐惧和回避。

（2）跑步疗法　是指导患者作循序渐进的规律性跑步。跑步治疗既可帮助患者养成更为乐观的对待躯体健康的观点，也可使患者的注意力从抑郁或焦虑的思绪中分散出来。

（3）综合性治疗　提倡药物治疗和认知行为治疗联合应用，药物主要针对惊恐发作，而行为疗法则侧重于回避性恐惧，通过调整患者的认知结构和系统脱敏引起患者认知改变。

（二）广泛性焦虑

可采取放松治疗、森田疗法、认知行为治疗，缓解焦虑恐惧情绪，焦虑严重者可给予抗焦虑药物治疗。

第七节　强　迫　症

一、基本概念

强迫症又称为强迫性神经症，是一种以反复持久出现的强迫观念或行为为基本特征的神经症性障碍。

二、临床表现

（1）强迫怀疑　患者对自己言行的正确性反复产生怀疑，明知毫无必要，但难以摆脱。

（2）强迫联想　是见到一句话或一个词，便不由自主联想起另一个词句。如联想的词句与原来意义相反，则称强迫性对立观念。

（3）强迫性穷思竭虑　是对日常生活中的一些事情或自然现象，反复思索，刨根问底。

（4）强迫回忆　是患者对经历过的事件，不由自主地在脑海中反复呈现，无法摆脱、感到苦恼。

（5）强迫情绪　对某些事物不必要地担心或厌恶。

（6）强迫意向　反复体验到想要做某种违背自己意愿的动作或行为的强烈内心冲动。

（7）强迫动作和行为　常是强迫思想导致的不由自主的顺应性行为，企图由此减轻强迫思想引起的焦虑。

三、影响强迫症认知功能损害的相关因素

一是慢性病程与延迟性视觉记忆和威斯康星卡片分类测验（Wisconsin card sorting test，WCST）分值低显著相关。

二是记忆损害程度与初发年龄无关。

三是记忆、执行功能和智力与疾病的严重程度无关，但轻度患者的选择性注意较重度患者要好。

四是强迫观念亚型患者存在视觉记忆损害，强迫行为亚型患者对相关工作刺激的知觉延迟，混合型在早期和晚期均表现为信息加工过程的紊乱。强迫观念亚型的记忆明显较混合型差，而且强迫观念与持续性错误显著相关。

四、鉴别诊断

（1）与精神分裂症的鉴别　强迫症状缺乏明显的心理诱因，内容离奇，形式多变，不伴有明显的焦虑情绪，缺乏强烈的自我控制意向与求治愿望，自知力不全。

（2）与恐惧症的鉴别　强迫症可出现惊恐发作或伴有轻微的惊恐症状。恐惧症与强迫症不同之处在于对特殊环境或物体的恐惧，无强迫性质，缺乏自我克制的愿望，有明显的回避行为。

（3）与抑郁症的鉴别　与强迫症常同时存在，应根据首先出现的优势症状做出诊断，如果两组症状都存在，但强迫症状不占优势，则诊断抑郁症。

（4）与强迫性人格障碍的鉴别　患者多注重细节、追求完美、刻板固执，往往习惯于自身的行为方式，并不认为有任何异常，缺乏自制力，极少主动就诊。

五、治疗

1. 药物治疗

5-羟色胺再摄取抑制剂（SSRI）类抗抑郁药，如舍曲林、氟西汀、氟伏沙明、帕罗西汀都是治疗强迫症的一线药物，常用的抗焦虑药物还有阿普唑仑、艾司唑仑等，可作为 SSRI 的联合用药。

2. 心理治疗

（1）精神动力学治疗　根据患者具体情况和本人意愿选择短程治疗、中程治疗和长程治疗。

（2）认知行为治疗　是强迫症的一线心理治疗，采取个人和团体的认知行为疗法，主要包括暴露和反应预防。

（3）支持性心理治疗和森田疗法。

第八节　抑　郁　症

一、概念

抑郁症是一种以情绪低落、思维迟缓、兴趣缺乏为主要表现的精神疾病，具有患病率高、致残率高、自杀率高、复发率高等特点。抑郁症病因目前尚不明确，可能与遗传因素、神经生理、生化因素、性格特点、社会心理因素相关。如父母双方都有抑郁症，子女患抑郁症的概率会比一般人群高，工作压力大、重大变故、人际关系紧张等易诱发抑郁症。

二、临床表现

抑郁症最主要的临床表现是持续性情绪低落、快感缺乏、消极思维和无价值感、内疚感等认知偏见及认知障碍等。患者常有兴趣丧失，自罪感，注意困难，食欲丧失和自杀观念，并伴有其他的认知、行为和社会功能的异常临床表现。

（1）情绪低落　主要表现为自我感受或他人可观察到的显著而持久的情感低落，抑郁悲观。

（2）兴趣减退　对日常生活丧失兴趣，无愉快感。

（3）快感消失　患者丧失了体验快乐的能力，不能从活动中获得乐趣。

（4）心理症候群　包括焦虑、思维迟缓、自罪自责、自杀观念及行为。

（5）躯体症候群　包括睡眠障碍、饮食及体重障碍、精力丧失、抑郁情绪昼重夜轻等。

三、抑郁症状发作的诊断和排除标准

（一）症状诊断标准（具下述症状中的 4 项）

（1）对日常生活丧失兴趣，无愉快感。

（2）精力明显减退，无原因的持续疲乏感。

（3）精神运动性迟滞或激越。

（4）自我评价过低或自责或有内疚感。

（5）联想困难，自觉思考能力显著下降。

（6）反复出现想死念头、自杀。

（7）失眠、早醒或睡眠过多。

（8）食欲不振，体重明显减轻。

（9）性欲明显减退。

（二）排除标准

（1）患者没有足以符合轻躁狂或躁狂发作诊断的躁狂或轻躁狂症状。

（2）排除器质性精神障碍或精神活性物质滥用所致的抑郁发作，通过病史和检查可发现器质性病变的症状和体征，实验室检查和特殊检查也可提供佐证。

四、抑郁障碍的预防

对患者进行健康教育，使用患者容易理解的语言，纠正常见的关于疾病和治疗的错误观念，如抑郁不是真正的疾病、抗抑郁药有成瘾性等。针对全疗程治疗的必要性、复发风险、反复发作症状的早期识别及尽早获得治疗的重要性进行教育。强调下列问题：

（1）药物治疗后出现可观察到的疗效存在 2～4 周的滞后。

（2）感到好转后坚持服药的必要性。

（3）在停止服药前与处方医师协商。

（4）如果问题再次出现该做什么。

（5）停用抗抑郁药应逐渐减量。

（6）促进健康的行为，如锻炼、保持良好的睡眠习惯等。

五、抑郁症

（一）抑郁症分型及主要特点

（1）第一种亚型　以去甲肾上腺素（NE）缺乏为特征，对此型抑郁症宜使用主要影响 NE 的药物。主要特点是：24 小时尿中 MHPG（脑内 NE 的主要代谢产物）的含量减少；对右苯丙胺的一次实验剂量有情绪改善的反应；对米帕明（丙米嗪）米帕明和去甲（丙米嗪）有较好的临床反应；对阿米替林反应差。

（2）第二种亚型　以 5-羟色胺（5-HT）缺乏为特征，主张使用阻断 5-HT 再摄取的抗抑郁药。主要特点：24 小时尿中 MHPG 含量正常或增高；对右苯丙胺一次实验剂量无反应；对阿米替林反应良好；对丙米嗪及去甲（丙米嗪）反应差。

（二）抑郁症静息脑电采集和分析方法

1. 采集方法

抑郁症静息脑电的采集方法分为睁眼时、闭眼时、睁眼闭眼交替时及简单任务下的静息脑电采集四种。

（1）睁眼时静息脑电的采集　即在不受任何外界刺激时，保持睁眼放松状态，持续采集一段时间的脑电。

（2）闭眼时静息脑电采集　即在不受任何外界刺激时，保持闭眼觉醒状态，持续采集一段时间的脑电。

（3）睁眼闭眼交替时的静息脑电采集　即在不受外界刺激的条件下，可通过软件设计的睁闭眼程序进行。

（4）简单任务下的静息脑电采集　可以要求被试者完成一些简单任务，如做出不同情绪的面部表情等。

2. 分析方法

抑郁症的静息脑电可以按照以下四种方法进行分析：

（1）频域分析　主要分析脑电的频率特征，是目前定量脑电图的常用方法。

（2）时域分析　脑电图的特征一方面反映在频率特征上，另一方面也反映在波形特征上，时域分析主要是直接提取随时间变化的波形特征，包括脑电波的波幅、斜率、持续时间等。

（3）时频分析　是分析非平稳或时变时间的信号的主要方法。

（4）去趋势波动分析　是一种定标分析方法，确定一个样本参数去代表一个时间组的性质，提供了一个脑电的长程瞬时自相关的定量测量。

（三）影响抑郁症治愈率的因素

（1）疾病本身的特点。

（2）生物学的遗传性及反复发作的特点。

（3）抑郁患者就诊率低，病耻感阻碍了患者对抑郁症诊断和治疗的依从性，治疗率不高，同时也导致大量患者流向全科医师，使患者不能得到系统化的治疗。

（4）治疗策略方面　治疗前评估不够充分，医师未按照治疗指南处置，治疗不规范、不充分、用药不合理，治疗的过程及管理不够细致，对残留症状、继发性损害及合并问题的处置不到位等。

（5）治疗方法方面　抑郁症的病因不明，大多数治疗仍然处于对症治疗的范畴。

（6）患者方面　患者对药物的误解，偏信其他方法，依从性欠缺抵制治疗，过早停药，社会支持欠缺以及医疗服务体制问题等。

（四）抑郁症的防治

1. 治疗原则

坚持全病程治疗、个体化合理用药、量化评估原则及抗抑郁药单一使用、联合治疗及治疗共病的原则。

2. 治疗方法

（1）抗抑郁药物治疗　包括 5-羟色胺再摄取抑制剂（SSRIs），如氟西汀、舍曲林、帕罗西汀等及选择性 5-羟色胺-去甲肾上腺素再摄取抑制剂（SNRIs），主要药理作用是抑制 5-HT 突触前膜的再摄取功能，进而提高 5-HT 神经通路的活性。对于去甲肾上腺素、多巴胺的再摄取无抑制作用，而且对其他各神经通路的功能也无明显活性。SSRI 对于重型抑郁症的疗效与三环抗抑郁药相当，起效时间也无区别，都需要 2～3 周的潜伏期。但出于药理作用上的高度选择性，所致的抗胆碱能不良反应均显著减少，而且临床应用的安全范围也较三环类药物显著加大。不能与单胺氧化酶抑制剂类药物合并应用，以免导致 5-HT 综合征。

抗抑郁药用于治疗双相抑郁的指征：一是过去以抑郁发作为主要临床相，抑郁发作持续时间较长（如＞1 个月）；二是急性抑郁发作，病情十分严重或有严重自杀倾向等；快速循环发作或混合发作应列为抗抑郁药的禁忌证。

注意事项：一般不主张单一用药，通常需在充分使用心境稳定剂的基础上使用。心境稳定剂以锂盐或拉莫三嗪为宜。避免选择三环类抗抑郁药。病情若转躁时，则应立即停用抗抑郁药。抑郁缓解后一般也应及时停用抗抑郁药，维持治疗只能用于那些停药就复发的患者。

避免或减轻抗抑郁药不良反应的注意事项。①毒副反应多见于传统的抗抑郁药，而选择性 5-羟色胺再摄取抑制剂类药物、去甲肾上腺素和 5-羟色胺联合再摄取抑制剂类药物等新型抗抑郁药副作用及毒性作用很小，临床治疗中，在保证治疗效果及患者支付能力的前提下，宜首先选用新型抗抑郁药。②对患者应进行必要的躯体病史的了解及实验室检查，据此合理选择抗抑郁药。③合理利用副作用以增加治疗的效应，如对于伴有明显失眠的抑郁障碍患者，宜采用镇静作用较强的抗抑郁药。④由于抗抑郁药不良反应的产生具有个体性的特点，对于个案来说，在某种抗抑郁药产生明显不良反应后应该及时评估和调整用药。

抑郁症的残留症状是指部分症状缓解而未达到临床痊愈。尽管抗抑郁药物治疗显示出显著的疗效，但许多抑郁症患者还是不能达到或维持无症状状态。抑郁症经抗抑郁药物治疗后大约有 1/3 的患者能完全缓解，1/3 的患者有效，1/3 的患者为无效。重度抑郁症患者用较新的抗抑郁药治疗，其缓解率不到 50%，即症状最低限度的存在，或没有症状和无社会功能及职业障碍。在药物成功治疗的抑郁症患者中，大多数已证实有残留症状的出现。残留症状的典型表现包括心境抑郁、睡眠障碍、易疲劳和兴趣或愉快感减少。

随着多种不同作用类型抗抑郁药应用于临床，抑郁症的临床治疗效果得到很大提高，但仍不可避免地出现一些残留症状，为此应采取预防措施降低残留症状的发生率。应选用临床治愈率高的药物。为防止残留症状的发生，对抑郁症急性期患者应选用疗效强、安全性高、依从性好的抗抑郁药，足剂量、足疗程治疗。强化治疗，首先对治疗过程评估，如所用药物剂量及疗程是否充分，患者的依从性是否好；其次是换药，可考虑换用与以往作用机制不同的药物，还可加用增效剂；对有消极自杀的抑郁症患者，可合并电休克治疗。

（2）物理治疗　如电休克治疗、经颅磁刺激治疗、脑深部电刺激、光照治疗。

（3）心理治疗　心理治疗与药物治疗协同可以提高疗效，心理治疗可以针对药物无法解决的特定问题发挥作用，如自罪、消极等，减少症状残留，增强应对技巧，促进持续、健康的认知改变等。心理治疗促进心理社会功能的恢复，由于抑郁症患者病前存在各种易感性，加上抑郁发作留下的后遗效应，抑郁患者实际存在的其他功能问题，远比症状本身更为复杂，只有协同包括心理治疗在内的各种治疗方法，才能促进患者康复，减少易感性。心理治疗能有效地预防抑郁症的复发，持续的心理治疗可以帮助患者改变错误的认知，弥补创伤的自尊，培养生活信心，帮助自我能力的恢复，对降低抑郁症的复发率具有积极作用。①支持性心理治疗，帮助患者消除各种不良心理社会因素，鼓励患者"重在行动"，帮助患者制订合理的"作息时间表"，让"行动"占据患者的时间和空间。②认知疗法，帮助患者改变"抑郁认识三联症"（对自己、对现在、对未来的曲解认识）。③行为治疗，强调改变可观察到的行为以达到治疗目的。④其他。精神动力治疗、人际心理治疗、来访者为中心治疗、家庭治疗等。

（4）调整睡眠　抑郁症患者急性发作期和缓解期过程中，持续存在的REM潜伏期缩短与其高复发率明显相关，尤其在第1年内相关性更明显。δ睡眠比不仅能预测患者对心理治疗的疗效，而且也能预测药物治疗和睡眠剥夺治疗的疗效，δ睡眠比越高，预示着治疗效果更好和临床缓解时间更长；反之，则预后不良。失眠是抑郁症复燃和复发的危险因素。相关研究显示持续性失眠障碍与抑郁症既往发作次数呈正相关，抑郁症的睡眠障碍持续程度与抑郁的严重程度相关。慢波睡眠减少和REM密度增加，也与既往发作次数呈正相关，慢波睡眠减少和REM密度增加并不随症状的缓解而恢复正常。对抑郁症家族史的高危亲属研究显示，REM潜伏期缩短、REM时程增加等睡眠生物学指标的改变，大大增加了其患抑郁症的概率。因此，对于抑郁症患者，多导睡眠监测可能有早期预防作用。

第九节　适应障碍

一、概念及分类

（一）适应障碍的概念

适应障碍是一种短期的和轻度的烦恼状态及情绪失调，常影响到社会功能，但不出现精神病性症状。

（二）适应障碍的主要类型

（1）焦虑性适应障碍　以神经过敏、失眠、心烦和紧张不安为主要症状。

（2）抑郁心境的适应障碍　这是在成年人中较常见的适应障碍，主要以明显的情绪低落为主，比重度抑郁轻。

（3）品行异常的适应性障碍　主要表现为对他人权利的侵犯，不履行法律责任，违反社会公德。

（4）混合型表现的情绪障碍　主要表现为抑郁和焦虑心境及其他情绪异常的综合症状，从症状的严重程度上看，比重度抑郁和焦虑症为轻。

二、临床表现及治疗

（一）适应障碍的临床表现

（1）以情绪低落、忧伤易哭、悲观绝望等为主的抑郁型。

（2）以焦虑、敏感多疑、紧张颤抖、愿向别人倾诉痛苦等为主的焦虑型。

（3）以逃学、旷工、斗殴、破坏公物、目无法纪和反社会行为等为主的品行障碍型。

（4）以孤独、离群、不参加社会活动、不注意卫生、生活无规律等为主的行为退缩型。

（5）以影响学习或工作、效率下降为主的工作学习能力减弱型。

（6）许多患者出现的症状是综合性的，假如无突出症状则为混合型。

（7）患者也常伴有生理功能障碍，如睡眠、食欲不佳等。

（8）起病通常在应激性事件或生活改变发生后 1 个月之内，除长期的抑郁性反应外，在应激源和困难处境消除后，症状持续时间一般不超过 6 个月。

（二）适应障碍的治疗

治疗首先要评估患者症状严重程度，了解诱因、个人的人格特点、应对方式等因素在发病中的作用，注意应激源对患者的意义。心理治疗是适应障碍的主要治疗方法，根据患者病情的特点，指导性咨询、支持性心理治疗、短程互动疗法、认知疗法均可使用。

第十节　心理危机

一、危机的概念

危机是指超越个体或者群体承受力的事件或境遇，导致个体处于心理失衡状态。换句话说，危机是指个体运用固有应对应激的方式或机制，仍不能处理目前所遇到的外界或内部应激时，所表现出一种偏离常态的反应。

二、危机的分类

根据 James 和 Gilliland 的观点，危机可分为四类：发展性危机，是指在正常成长和发展过程中急剧变化所导致的异常反应；境遇性危机，是指当出现罕见或超常事件，并且个体无法预测和控制时出现的危机；存在性危机，是指伴随着重要的人生问题，如关于人生的自由、责任、意义等出现了内部冲突和焦虑；环境性危机，是指根据生态系统的观点，当自然或人为的灾难降临到某人或某一群人时，这些人身陷其中，反过来又影响生活中的其他人。

三、危机干预原则

一是使处于危机状态的人能及时地、有效地接受帮助，使他们的痛苦体验得以宣泄，这是危机干预的良好开端。二是帮助处于危机状态的人有所作为地对待危机事件。通常人在应付危机的过程中，表现出逃避矛盾和困难，应积极给予支持，并提供建设性的意见。三是向处于危机状态的人提供必要的信息，帮助他们发现事实真相，以便客观地面对危机，合理地制订计划。四是避免怂恿处于危机状态的人去责备他人，否则不利于危机的解除。

危机干预的步骤包括明确危机问题；确保当事人的安全、提供支持、甄选方案、制订计划和获取承诺五个部分。在危机干预的实施方法中，评估是非常重要的一步。

四、自杀的预防

当个人出现下列表现时可提示存在自杀危机。

（1）发现当事人有强烈的自杀动机，暗示或谈起过自杀甚至进行自杀准备。

（2）曾经自杀未遂，多次自杀未遂或近期自杀者更危险。

（3）家族中的自杀史和自杀未遂史有参考价值，近期内亲朋、同事、邻居的自杀有启示作用。遭到难以弥补的严重丧失，面临严重丧失的早期容易自杀，习惯以后危险性减少。

（4）有严重的敌意和攻击性，仇恨某人某事，而对方太强大时敌意可能内转，攻击自己引起自杀。强烈的内疚感、缺陷感、绝望感，强烈的焦虑、激越、恐惧感，得不到家庭和社会的支持，处于孤独的境地。

自杀的危机干预措施如下。

（1）对相关医务人员和心理咨询工作者进行培训，提高对自杀危险信号的识别和正确处理能力。

（2）加强对高危人群的心理健康维护，提高心理健康水平，必要时可以建立自杀监控预警系统，加强对自杀的防范。

（3）由于照料者的忽视、讳疾忌医等，常常导致有强烈自杀企图的人自杀成功。对照料者进行相关培训。

（4）由于自杀者在自杀前多处于矛盾状态，思维僵化，情绪及行为具有冲动性，避免"扳机"作用、及时干预常可以有效地阻止自杀行为的发生。

（5）对精神疾病者的自杀预防。评估患者的自杀危险性，并采取必要的观察、防范措施；加强对出院后的随访和防范等。

第三章

海勤人员常见的心理应激

第一节　特殊环境对海勤人员心理应激的影响

　　海勤人员作为在海上执行任务的特殊群体，要面临着海风、海浪、船体摇摆、昼夜温差明显等恶劣海况，并且高强度的工作、活动范围狭小、与外界封闭隔离等不良因素单独或综合作用都会对海勤人员生理、心理产生不良影响，承受着比普通人更多的心理、生理应激。各国对海勤人员机体功能状态进行了大量研究，奥特兰等研究表明，瑞典现役海员中，大约1/3的海员存在不同程度的心理健康障碍；索洛德可夫研究认为海员在进行海上作业时会出现呼吸加快，手指震颤。我国吴新文等研究显示，海上训练人员躯体化、精神病性、阳性项目数、敌对、偏执、强迫、焦虑均明显高于全国常模，海勤人员因为其作业环境和任务的特殊性，心理卫生水平呈现下降的趋势。

一、海上自然环境对海勤人员心理应激的影响

　　海上风浪大，海勤人员晕船发生率较高。风浪引起的海上作业复杂运动可分解为左右摇摆、前后摇摆、左右纵荡、前后横荡、上下垂荡运动，其中上下垂荡是引起晕船的首要因素。晕船给海勤人员带来不同程度的生理不适及精神心理负担，造成注意力、记忆力等认知反应能力下降。海上环境湿热，高温高湿造成机体散热困难，产生病理性热负荷，海勤人员也会出现疲劳、倦怠、情绪低落等应激反应。另外，海上热带风暴等对海上作业航行安全具有重大影响，对海勤人员心理冲击很大，部分人员甚至出现高度心理应激反应，如惊恐、行为反常等。

二、海船微小气候对海勤人员心理应激的影响

　　海船微小气候主要包括海船噪声、震动、空气污染、电磁辐射、微波辐

射等不良因素。噪声会干扰人的正常休息，导致入睡困难，早醒，不能进入深度睡眠，从而影响睡眠质量。长期噪声污染会使人出现听觉疲劳、反应迟钝、心情压抑、烦躁等问题。海船震动可引起海勤人员注意力不集中，易疲劳。海上作业环境污染，主要是动力系统消耗燃油所产生的二氧化硫、氮氧化物及颗粒物等有毒有害物质，污染物可影响海勤人员的嗅觉功能和记忆力，还可导致情绪低落、兴趣降低等。电磁辐射对人体造成的损伤主要是中枢神经系统功能紊乱，出现神经衰弱，头晕、头疼乏力、记忆力下降等。

三、海船社会环境对海勤人员心理应激的影响

海勤人员与外界处于隔离或半隔离状态，与家庭分离，夫妻分居，生活条件恶劣，工作任务艰巨，获得外界的信息少，缺乏与外界的沟通交流；并且海上生活保障受限，饮食单调，娱乐活动单一，导致部分海勤人员情绪压抑，睡眠节律紊乱，注意力不能集中，仪器设备操作精准度下降，不同程度地影响岗位作业效能。部分青年因海上特殊工作环境，交友困难，会产生焦虑、愤怒及抑郁情绪；已婚人员因无法照顾家庭，心怀愧疚，尤其是家庭有困难，或家庭发生重大变故时，因为自己不能回家，也帮不上任何忙，而出现精神紧张，甚至发生剧烈心理反应，出现过度应激。

四、长远航对海勤人员心理应激的影响

执行长远航任务的海勤人员长期处于高温、高湿、高盐、震动、噪声、电离辐射等不良环境下，极易引发机体氧化损伤，抗氧化能力下降，从而导致疾病。在长远航的过程中，由于供给能力有限，食物品种少，饮食营养不均衡，工作昼夜交替，个体生物节律易发生紊乱。另外，在远航过程中，面临着海洋水文变化及各种突发事件，导致海勤人员长时间处于生理心理应激状态，出现人际关系紧张、易激惹或易疲劳，引发不同程度的心理问题。

五、其他因素对海勤人员心理应激的影响

影响海勤人员心理应激因素是多方面的，比如：年龄、岗位作业时间、生活事件、经济状况、社会支持、人格和行为特征及其他相关生物、理化因

素交织在一起共同对其产生作用，因而，根据海勤人员特有的工作生活模式，进行经常性的健康教育指导和检查，增加有效的疏导和干预，对减少相关人员的心理应激反应具有重要的意义。

第二节　海勤人员常见心理应激反应

由于海上作业环境的特殊性，海勤人员面临着比普通人更多的心理、生理应激，会出现不同程度的应激反应和应急障碍，比如：不良情绪、情感失衡、人际关系紧张、睡眠障碍、慢性应激反应、反应性精神障碍等问题，需要高度关注。

一、烦躁情绪

由于各种原因，海勤人员任务计划会经常发生变化和调整，部分海勤人员易产生情绪暴躁的情况，最常见就是对多变的计划不断地抱怨，有的人甚至一听到原计划改变时，马上就有较激烈的言行，如说粗口、摔东西等。当计划改变频繁，临时任务不断的时候，有的人会出现无所适从，产生烦躁、不安、抑郁的情绪。表现为坐立不安、无心进食、睡觉不踏实等。这些情绪可能还伴有一些躯体症状，如头痛、头晕、胃部不适、纳呆、恶心、呕吐、失眠等。个别心理适应能力差的人，如不能及时调整好心态，可能出现精神障碍，导致精神失常。

二、过度焦虑

焦虑是一种复杂的负性情绪，是人们在对可能造成心理冲突或挫折的某种事物或情境时产生的紧张、害怕、忧虑等不良情绪体验。适度的焦虑可以激发动力和斗志，具有积极的意义；但过度的无缘由的、长时间的焦虑可引发失眠、厌食、胃肠功能失调等自主神经功能紊乱。海勤人员由于频繁值班执勤，工作压力大，海上生活单调乏味、信息闭塞等均可引起焦虑频发，并且海上生活带来的孤立感也可放大焦虑、抑郁等负面情绪。有研究显示，长远航海勤人员焦虑发生率可达 10.24%。过度焦虑是由紧张、焦急、忧虑、担心和恐惧等感觉交织而成的一种复杂的情绪反应。它可以在人遭受挫折时出现，也可能没有明显的诱因而发生，即使在缺乏充分客观根据的情况下出现某些情绪紊乱。主要表现为对不特定的、模糊的危险情境的过分和持久的担忧；运动神经紧张，诸如坐立不安、疲倦、战栗和肌肉紧张等；自主神经活动过度，如心悸、气短、口干、吞咽困难、呕吐或腹泻等；过度警觉，如常有如履薄冰之感、注意力难以集中、入睡或沉睡困难及总处于易兴奋状态。

三、意志低落

意志低落是海勤人员在执行任务时，遇到障碍和干扰，致使任务不能完成而产生的一种心理状态。从心理学角度说，即动机不能满足时的心理状态，未完成任务的一种反省，一定程度的自责，是一种正常的心理反应。当这种意志低落挥之不去，持续地影响一个人的情绪，使之不能正常工作，就是一种不良的心理状态了，就会带来一系列的心理问题。海勤人员行动受挫，遭到较大的损失，就容易激发他们的消极心理反应，如情绪低落、意志动摇、丧失信心、产生畏战心理，严重的甚至感到绝望，产生强烈的自我保全意识，竭力回避执行。因受挫而出现的不良表现，与同伴之间的成熟程度、对完成任务期望值的大小和受挫的性质及程度密切相关，主要表现为消极对抗，对构成挫折的人或物进行对抗，甚至迁怒于他人或物。有些人也可能产生心理上的回避，找一些理由来"自我解释"，或自我安慰，甚至一些人转为消沉，对工作失去信心，情绪上出现忧虑、冷淡、消沉和无动于衷的态度。

四、人际关系紧张

良好的人际关系能使海勤人员身心舒畅、积极乐观，而不良或紧张的人际关系会对个体情绪产生负作用。海勤人员接触的人员有限、工作及生活空间有限，有时矛盾冲突无法回避，如果问题疏导不及时容易引起误会，甚至发生言语争执、肢体冲突。敏感的人际关系容易加重个体负性情绪与精神压力。同时，大部分海勤人员与家庭分居两地，缺席家庭生活，容易引发与家人、爱人的误解，敏感的家庭关系也会加重海勤人员心理压力及负性情绪。

五、睡眠障碍

海船生活环境因素如空间、光线、声音、温度、湿度等容易影响海勤人员睡眠质量。该群体值班执勤任务重，夜间频繁值班可能导致生物节律紊乱，造成入睡困难、早醒、多梦。睡眠问题的持续存在会进一步影响心理健康状况，容易导致烦躁、焦虑和抑郁情绪，并伴随注意力、记忆力、警觉性、作业能力等降低，从而造成恶性循环。研究表明，25％～52％的海勤人员存在不同程度的睡眠障碍。

六、情感失衡

海上作业任务不同、环境不同，承担的风险不同，对个人来说，所承受的心理压力也就各异。不同人员被安排执行不同任务时，心理状态会出现明显变化，如果心理素质不强、人格不健全，不能正确对待分工的人员，容易导致情感失衡，影响正常思维和能力发挥，甚至危及整个任务的完成及行动安全。海勤人员因任务差异产生的情感失衡，有两种现象：一是因经常执行危险性大、环境复杂、时限紧张的任务，担忧自身安全、害怕不能完成任务而产生的拈轻怕重心理；二是因为自身或他人原因而不被看重，执行一般性或辅助性任务而产生的攀比心理，心生怨气，产生不愉快的情感体验，出现心理失衡的现象。因为不同性格的人表现差异较大，性格外向的人，当听到自己执行的任务与别人相比，具有较大危险性时，有明显的抵触情绪，频繁要求领导调换工作，甚至拒绝执行任务；对执行其他任务的同志冷嘲热讽、语言激烈、动作夸张，甚至有暴力倾向、挑衅斗殴等；在执行任务的时候，有不理智行为，做出冒险举动，不听指挥等。性格内向的人可能表现出相反的情况，如唉声叹气、牢骚满腹、郁郁寡欢，感觉到自己的任务风险大，领导待自己不公，甚至出现目光呆滞、心理冷淡、表情僵化等不良反应，拒绝与人交往、交流，在执行任务时敏感多疑、动作僵硬、协调失衡。情绪失衡的生理表现，往往伴有显著的自主神经症状，如口干、上腹不适、恶心、吞咽困难、胀气、肠鸣、胸闷、呼吸困难或呼吸急促、心悸、胸痛、心动过速、尿频、尿急，此外有昏晕、出汗、面色潮红等。

七、群体恐慌

发生重大事故或意外事件时，伤亡后引发群体恐慌实质是一种群体的焦虑与恐怖，并伴随相应的逃避、寻求保护等一系列非理智行为，事故严重危及生命，其残酷性易使海勤人员产生难以防御、难以摆脱的心理。群体恐慌具有发生突然、传播速度快而广的特点。海勤人员感情、情绪发生强烈的撞击，产生一系列焦虑和恐怖的躯体和精神方面的症状。躯体症状表现为心跳加快、咽喉窒息感或干燥感、运动性不安、颤抖、出冷汗、尿频及腹泻，严重者可表现为发呆、茫然、不知所措等精神运动性抑制，有的则表现为喊叫、奔跑、冲动等精神兴奋激越，还可诱发或加重某些精神疾病，如"激活"了过去的心理冲突时则产生神经症。

八、悲观情绪

海勤人员在发生重大事故或意外事件时，自身受伤后躯体的痛苦、感情上的孤独及来自个体和周围环境的信息冲击，使个体感受难以把握，内心的紧张不断积蓄，继而出现无所适从的感觉，极易产生悲观情绪。悲观情绪一旦产生将严重影响作业效能。受伤后一般需要经历四个阶段才会在心理上接受自身的变化，即震惊阶段、退缩阶段、认可阶段和重建阶段。震惊、恐慌、不知所措，有时不能控制地哭或笑，想恢复心理上的平衡，控制焦虑情绪紊乱，但不知如何做，出现否认、合理化等心理。积极采取各种方法接受现实，寻求各种资源努力设法解决问题以减轻焦虑，增加自信，恢复社会功能，经历了伤痛会变得更成熟，心理得到成长。消极应对时出现各种不适，生理方面如腹泻、食欲下降、头痛、疲乏、失眠、做噩梦、容易惊吓、感觉呼吸困难或窒息、梗塞感、肌肉紧张等。情绪方面除感到害怕、紧张、焦虑、恐惧、悲伤、无助、麻木、否认、孤独、不安、愤怒、烦躁、忧郁、不信任、易怒、绝望、自责、过分敏感或警觉、无法放松等，还会迁怒他人、自暴自弃、放弃责任等。认知方面常出现注意力不集中、缺乏自信、无法做决定、健忘、效能降低、不能把思想从危机事件上转移等。行为方面有社交退缩、逃避与疏离，不敢出门、容易自责或怪罪他人、不易信任他人等。

九、生存忧虑

发生重大事故或意外事件时，对海勤人员来说，心理上的撞击是巨大的，使得他们产生持久性生存忧虑，有些人可能会形成一种类似后遗症的反应，如目光呆滞、心理冷淡、表情僵化等。这类反应在大多数人的身上是不会出现的，只有那些经历了严重的挫折或自我调控能力极差的人才容易表现出应激后滞效应，可能持续几个月、几年，有的人甚至持续终生，即"精神创伤后应激障碍"。持续体验到创伤性事件，反复地回想当时经历的事件，且这种回忆挥之不去，关于该事件令人痛苦的梦境反复出现，似乎该创伤性事件再次发生（分离性闪回发作），一旦接触与创伤性事件有关的信息，就会出现强烈的心理痛苦，出现心慌、出汗、胸闷及惊恐等，出现特定的行为举止或情绪反应。对与创伤经历有关的刺激采取持续回避的做法，对一般刺激反应麻木，尽力回避那些与创伤经历相关的想法、情绪及言谈，回避那些会使自己想起创伤事件的活动、场所或人，对一些重要活动的兴趣明显降低，或参加集体活动的次数明显减少，难以相信他人或很少感到和他人亲近，对未来缺乏期待，另外还可出现唤起水平增高的症状，失眠、肌肉紧张、十分易怒，持续至少1个月。

十、慢性应激反应

由于长期执行海上特勤任务，海勤人员心理长时间处于应激状态，具有低活度的生理状态、保全和退缩的征象，即出现慢性应激反应。会出焦虑、恐惧与心慌、手抖、出汗、胸闷及挫折耐力及其他社会功能下降，心理行为表现为极其固执己见、敌对、抑郁、过度药物依赖、失眠、食欲减退、抑郁症，甚至出现自杀倾向，部分人员出现食欲增加，例如，暴食症、体重改变、便秘、应激性溃疡、贫血、机体免疫功能抑制、内分泌功能紊乱、性功能减退及血胆固醇水平增高。最严重的患者表现为目光呆滞、极慢的思维和动作，丧失工作能力。

十一、反应性精神障碍

反应性精神障碍是在强烈应激事件作用下，如发生重大安全事故及重大家庭变故，个别海勤人员急剧出现的症状，与反应应激事件内容有关，伴有相应的情感体验，是预后较好的一种精神疾病。病程一般较短，持续数小时至1～2周后可恢复正常。反应性抑郁和偏执可持续数月，但不超过6个月。预后良好，不导致精神衰退或人格缺陷，且很少复发。反应性精神障碍临床表现如下。

（1）反应性意识障碍　以意识朦胧为主，对周围事物感知不清晰，情绪悲愤、惊恐、激动等，亦可出现冲动行为，并与应激事件有关的人物相联系，事后不能回忆或有部分回忆。

（2）反应性木僵　以不言、不动为主要症状，意识模糊，情感淡漠，对周围事物和刺激无反应。

（3）反应性兴奋　以行为兴奋为主症，伴有轻度意识障碍，无目的的逃避、奔跑、出走，有的表现为嬉笑、话多，甚至殴人毁物。

（4）反应性抑郁　以情绪低落、精神活动限制为主，言语减少，行动迟缓，对生活或事物丧失兴趣与自信，甚至出现消极情绪、自杀企图或行为。

（5）反应性偏执　以被害妄想为主，常无明显意识障碍，可有牵连观念，认为周围人在议论、指责或讽刺自己，甚至怀疑受到监视、跟踪或迫害。怀疑的内容和对象围绕精神创伤体验，无泛化倾向，伴有生动的情感体验，有的可有幻听或幻视。

第四章

海勤人员心理应激预测预警

由于海勤人员作业环境的特殊性，海勤人员面临着更多的心理生理应激因素，经常处于心理应激状态，出现不同程度的应激反应和应急障碍，因此，需要高度关注海勤人员心理健康，运用心理测量、访谈等方法，早期发现，早期干预。

第一节　心理测量

一、心理测量的定义

心理测量是依据心理学理论，使用一定的操作程序，通过观察人的少数有代表性的行为，对贯穿在人的全部行为活动中的心理特点做出推论和数量化分析的一种科学手段。应用心理测量时，既要认识心理测量由于标准化而具有的客观性和可比性，也要认识到心理测验作为一种研究手段和测量工具的间接性和相对性，为此必须克服"完美主义"和"无用而有害"两种偏见。

进行心理测评要注意以下几点。一是注意群体测查时条件应一致，包括工具、环境、指导语和完成测验的时间限制等。二是测查意图不宜暴露。三是注意受试者的智力、文化程度、合作及对测试的态度。四是测查时注意不要漏项。五是测试前检查者和受试者应熟悉测量工具。六是要正确分析和解释所获结果。在界定常模团体的组成时常要考虑到：不同年龄和性别的构成比率；不同职业、经济收入和社会地位的构成比率；不同地域和民族的构成比率；不同文化程度的构成比率。常模团体是用作比较的参考团体，是具有某种共同特征的人的总体或有代表性的样本，制订常模时必须明确测验和常模的拟适用对象的范围和性质，以其总体或有代表性的样本为常模团体。若常模团体是一个样本，应在年龄、性别等性质上对总体有代表性。抽取有代表性的样本作为常模团体时，需要确定常模团体的构成、样本容量、取样方法或策略及取样的时间进程。

二、心理测量分数的解释步骤

进行测验分数的解释步骤：导出分数；分析被试测验前的背景因素；分

析被试在测验情境中的行为表现；向当事人报告测验分数。分数解释包括两个方面：一是理解分数的意义，要求将被试的原始分数转换成量表上的分数，即导出分数，并结合被试测验前的背景因素、测验过程和测验本身因素对分数做出解释；二是把测验分数向当事人报告，使之理解分数的意义。

三、测评量表和投射测验的区别

测评量表要求由评定人员经观察对被试相关行为或特质做出评价。严格地说，评定是观察和晤谈的延伸，是观察法和测验法的结合。评定量表可将观察结果系统化和数量化，但会因评定人的反应倾向而产生测验误差，如光环效应所产生的测验误差。投射测验是向被试提供一些未经组织的刺激情境，让被试在不受限制的情境下自由反应，通过分析被试的反应去推断被试的人格特质。投射测验可探索被试人格内部深层的机制，但记分困难，缺乏可靠的信度和效度资料。推理法不属于投射测验时被试的反应方法。

四、心理诊断主要依据的三种尺度

1. 统计学尺度

正常与异常在统计学的方法中一般能够明确显示。任何偏离常模的因素都可以看作是异常，如智力发育迟缓、少见的人格特征等。

2. 生物医学尺度

异常心理可以作为某些疾病的主要诱因，某些疾病也可以伴发异常心理。从生物医学的角度来看，异常心理是一种精神病理现象，有其生物学基础。

3. 社会文化尺度

日常生活中，人们多从社会文化角度判定个体的心理正常与否，这种尺度也对心理学家和精神病学家产生影响。如"反社会行为""人格障碍"等，都是表示心理异常的概念。

五、使用量表评定精神症状的优点及注意事项

优点是使用量表来评定精神症状，不容易遗漏。可避免检查者对精神症状的理解不一或相互混淆。使用量表统一的标准评分，可使检查者的主观成分减少。使用量表评分使临床资料数量化，便于统计学分析。可较精确地反映精神症状在治疗前后的动态变化。

使用量表评定精神症需注意，量表评定精神症状的关键是要进行很好的交谈检查，因而要求检查者具备操作熟练的、经验丰富的素质；在交谈时，要注意患者的表情、语调以及身体状况变化；交谈检查最好由两位以上检查者执行；应尽量避免在评定过程中检查者的误差。

第二节　海勤人员心理应激
常用的测评量表

一、症状自评量表（SCL-90）

症状自评量表由 Derogatis 在 1973 年编制，在国外应用甚广，20 世纪80 年代引入我国，并在精神科和心理健康门诊的临床工作中得到广泛应用。症状自评量表共有 90 个项目，包含躯体化、强迫、人际关系敏感、抑郁、焦虑、敌对、恐怖、偏执、精神病性及其他 10 个症状因子，主要用来测查人的精神症状及其严重程度和变化情况，包含了比较广泛的精神症状学内容，对感觉、情感、思维、意识、行为直至生活习惯、人际关系、饮食等均有涉及。临床应用证明，它的评估具有较高的真实性，同时与其他自评量表相比，具有容量大、反应症状丰富、更能准确描述患者的自觉症状等优点，因此，是当前心理门诊中应用最多的一种自评量表。量表采用 1-5 级评分法，从 1 分代表无症状到 5 分代表症状严重，依次递进，得分越高，提示心理状态越差。

（1）躯体化　主要反映受试者主观的身体不适感。

（2）强迫　反映受试者的强迫症状群，主要包括强迫思维和强迫行为。

（3）人际关系敏感　主要反映受试者与他人交往的不自在感和自卑感。

（4）抑郁　反映与抑郁相关的心境和认识障碍。

（5）焦虑　反映临床上与精神性焦虑和躯体性焦虑有关的症状群。

（6）敌对　反映敌对观念、敌对心境及敌对行为。

（7）恐怖　反映与恐怖有关的症状。

（8）偏执　反映偏执的一些基本内容，如猜疑和关系妄想等。

（9）精神病性　反映幻听、思维播散和被洞悉感等精神病症状。

（10）其他　主要反映睡眠、饮食等情况。

二、焦虑自评量表（SAS）

焦虑自评量表由 W. K. Zung 于 1971 年编制。本量表含有 20 个反映焦虑主观感受的项目，每个项目按症状出现的频度分为四级评分，其中 15 个正向评分，5 个反向评分，可以评定焦虑症状的轻重程度及其在治疗中的变化，适用于焦虑症状评估。

三、抑郁自评量表（SDS）

抑郁自评量表由 W. K. Zung 于 1965 年编制。本量表含有 20 个反映抑郁主观感受的题目，按症状出现的频度分为四个等级。其中 10 个正向评分，10 个反向评分，能相当直观地反映患者抑郁的主观感受及其在治疗中的变化。

四、明尼苏达个性量表（MMPI）

明尼苏达个性量表包括 4 个项目效度量表，10 个临床量表和 5 个附加量表。效度量表包括 Q 量表（指被试者不能回答的题目数，如超过 30 个题目，测验结果不可靠）、L 量表（测量被试者对该调查的态度）、F 量表（测量任意回答倾向）、K 量表（测量过分防御或不现实倾向）。这四个效度量表若分数偏高，就表示测验结果的可靠性差。10 个临床量表包括疑病量表（Hs）、抑郁量表（D）、癔症量表（Hy）、社会病态量表（Pd）、男子气和女子气量表（Mf）、偏执狂量表（Pa）、精神衰弱量表（Pt）、精神分裂症量表

（Sc）、轻躁狂量表（Ma）、社会内向量表（Si）。

五、16项人格因素问卷（16PF）

16项人格因素问卷共分16项人格因素与8项次级因素。16项人格因素分别为A乐群性、B聪慧性、C稳定性、E恃强性、F兴奋性、G有恒性、H敢为性、I敏感性、L怀疑性、M幻想性、N世故性、O忧虑性、Q1实验性、Q2独立性、Q3自律性、Q4紧张性。8种次级因素分别为X1适应与焦虑、X2内向与外向、X3感情用事与安详机警、X4怯懦与果断、Y1心理健康因素、Y2专业成就因素、Y3创造能力因素、Y4环境适应因素。16项人格因素采用标准10计分，分数范围1~10分，均分为5.5，标准差为2。

六、艾森克人格问卷（EPQ）

艾森克人格问卷是英国伦敦大学心理系和精神病研究所有关人格研究的测定方法，此问卷由先前数个调查表多次修改发展而来，修订问卷包括88个项目，让被试者根据自己的情况回答，然后按照计分标准登记分数，用以测量人格结构的三个维度，即内外向、精神质和神经质。艾森克的三个人格维度不但经过许多数学统计上的和行为观察方面的分析，而且也得到实验室内多种心理实验的考察，被广泛应用于医学、司法、教育等领域。

七、状态-特质焦虑问卷（STAI）

问卷由Spielberger于1983年修订，中国版状态-特质焦虑问卷由张明园等人于1983年修订，重测信度及效度均较为理想。问卷由指导语和两个分量表共40项描述题组成。第1~20项为状态焦虑量表。其中半数为描述负性情绪的条目，半数为正性情绪条目，主要用于评定即刻、最近某一特定时间或对某情景的恐惧、紧张、忧虑和神经质的体验和感受，可用来评价应激情况下的状态焦虑。第21~40题为特质焦虑量表，用于评定人们的情绪体验。其中有11项为描述负性情绪条目，9项为正性情绪条目。可广泛应用于评定内科、外科、心身疾病及精神患者的焦虑情绪，主要用来筛查高校学生和其他职业人群的有关焦虑问题，以及用于评价心理治疗、药物治疗的效果。

八、防御方式问卷（DSQ）

由 M. Bond（加拿大）于 1983 年编制的一种自评问卷。分别于 1986 年和 1989 年两次修订。目前使用的是最后一次修订的问卷。此问卷的目的是收集较完整的防御机制资料，包括不成熟防御机制（F1），成熟防御机制（F2），中间型防御机制（F3），掩饰（F4）4 个分量表。通过防御方式量表88 个条目评测，观察 F1 包括的 8 个因子（投射、被动攻击、潜意显现、抱怨、幻想、分裂、退缩、躯体化），F2 包括的 3 个因子（升华、压抑、幽默），F3 包括的 13 个因子（反作用形成、解除、制止、回避、理想化、假性利他、伴无能之全能、隔离、同一化、否认、交往倾向、消耗倾向、期望）。每个条目按 1～9 级评分，评分越高即应用该机制的频率越大，其掩饰程度越小。主要适用于正常人及各种精神障碍患者中。

九、应对方式问卷（CSQ）

应对是一种包含多种策略的、复杂的、多维的态度和行为过程。首先是对压力情境的认识，不同的态度足以引起压力情境对个体所产生的影响的程度和时间的差异。个体对所面临压力的态度，是"知难而进"，把压力看作是一种挑战去解决，还是感到难事临头，把压力看作是一种负担。然后，在此基础上，个体对压力情境做出具体的行为，是积极地去解决问题，还是消极地去逃避，也会影响压力情景的后果。这些认知、态度以及行为上的差异构成了个体面对压力情境时应对方式的差异。应对方式研究根据心理学"应对"理论，力求从各种应对行为中提炼出比较成熟的应对方式。我国目前通用的应对方式问卷是由肖计划等人参照国内外应对研究的问卷内容以及有关应对理论，根据我国文化背景编制而成的。该问卷可以解释个体或群体的应对方式类型和应对行为特点，比较不同的个体或群体的应对行为差异，并且不同类型的应对方式还可以反映人的心理发展成熟的程度。

第三节　海勤人员心理应激
障碍预测预警

　　海勤人员心理应激问题，除了海上特殊的环境因素外，个人文化程度、年龄、婚姻状况、家庭关系、出海次数、出海总时长等因素也影响着心理健康程度，我国学者对部分海上作业人员调查显示，相关人员出现心理健康偏差的概率高达49.9%，因而，必须对海勤人员进行预测预警，发现问题，及时干预。

一、定期对海勤人员进行心理测评

　　对海上作业者每年常规心理测量评1~2次，主要采用症状自评量表（SCL-90）、焦虑自评量表（SAS）、抑郁自评量表（SDS）进行常规测量，必要时可进行艾森克人格问卷（EPQ）、状态-特质焦虑问卷（STAI）、应对方式问卷（CSQ）等项目的测评。利用自动化心理测评软件系统，将人员按各测评量表评分标准及严重程度，将不同危机等级以不同的颜色标注出来，进行快速识别和预警，方便分层干预、系统干预。

二、应用智能可穿戴设备进行心理健康监测

　　海勤人员还可通过穿戴设备实时采集语言、行为、体征信息，通过客观的数据评估个人心理健康状况，提供预测预警相关信息。近年来，智能手环等智能可穿戴设备已经广泛应用于人们的日常生活，可穿戴移动医疗设备在移动医疗领域应用越来越多，可穿戴医疗设备可实时对血压、心率、呼吸等生命体征及血糖、睡眠质量等变化进行检测，而且还可以通过生理变化，结合环境和语言信息等反映心理健康状况，因而，海勤人员可应用头戴式、手环式可穿戴设备进行压力情绪方面的评估。也可利用生物反馈仪，配戴呼吸

带、无线脑电仪、无线指夹传感器，采集血氧、HRV、皮电、PNN50、CV、SDNN、RMSSD、TP、LF、HF、身心指数（身体指数、心脏指数）、身体状态（疲劳指数、负荷指数）、呼吸（呼吸频率、呼吸气时间、吸呼比）、delta（0.5～2.75Hz）能量、theta（3.5～6.75Hz）能量、低高频 alpha 能量、低高频 beta 能量、低高频 gamma 能量、专注度、放松度等数据指标。其中 HRV 表示心率变异性，反映逐次心跳周期差异的变化情况；PNN50 即爱丁堡指数，是心率变异性的快慢变化成分，反映了迷走神经的张力；CV 是变异系数，是以每分钟连续正常 RR 间期标准差除以该段时间的平均正常 RR 间期；SDNN 即心率变异标准差，衡量心理变异的参数，SDNN 的数值越大，说明心理变化信号的复杂程度越高，身体越健康；RMSSD 即相邻 RR 间期差值的均方根值，是评估交感神经和副交感神经活性常用的数值；TP 即 HRV 信号频域上小于 0.4Hz 的能量总和；LF 即 HRV 信号频域上在 0.04Hz 和 0.15Hz 之间的能量总和。LF 频带主要反映压力感受性反射和血压调节引起的心率变化；HF 即 HRV 信号频域上在 0.15Hz 和 0.4Hz 之间的能量总和，它主要受呼吸节律变化的影响，由副交感神经介导，反映了副交感神经系统的活性。

三、对重点人员进行重点关注和及时评估

建立海勤人员心理健康因素负面清单，将人员丧亲、失恋、婚姻危机、个人及家人重病、发展空间受阻、人际关系进展、经济债务等事件进行记录，对遭遇负面清单事件的人员进行重点关注，通过观察、测评与访谈，对海勤人员异常表现和异常行为加以识别，进行预测预警。

第五章

海勤人员心理应激咨询与治疗

第一节 心理咨询

一、心理咨询概述

（一）心理咨询的范围

心理咨询是心理咨询师协助来访者解决各类心理问题的过程，它的终极目标是助人自助。心理咨询的范围包括：

（1）各种情绪、情感障碍的原因分析、诊断的确立、防治的对策。

（2）不可控制的强迫思维、意向、行为、动作的原因诊断和治疗。

（3）各种心身疾病病因分析，心理社会因素的探讨及预防治疗。

（4）长期慢性躯体疾病久治不愈，需要给予心理支持、指导及治疗。

（5）某些早期精神病的诊断、治疗，如对康复期精神患者的心理指导、增强适应能力、预防复发等。

（6）工作、学习、家庭生活的障碍。

（7）性心理障碍。

（8）发展和职业咨询，如不同年龄阶段的心理特点及发展、兴趣、能力、气质及职业选择等问题。

（二）心理咨询的主要手段

心理咨询是协助来访者完善自身的人格结构，促使来访者自己解决问题，而不是教导来访者解决问题的方法，主要手段有宣泄、领悟、强化自我控制、增强自信心。

（三）咨询人员的工作原则

（1）热忱、富有同情心　要树立全心全意为来访者服务的责任感，要尊重和坦诚相待来访者。

（2）耐心倾听、主动疏导　倾听不仅可以了解来访者的情况和原因，同时使来访者感到咨询师十分关心和重视他的问题。

（3）应对审慎，对来访者负责　咨询是咨询师影响来访者的过程。咨询中不要轻易下结论，切忌发表似是而非、模棱两可的意见。

（4）保密原则　尊重来访者的权利和隐私，这是咨询师的基本职业道德。

（5）渊博的学识　由于心理咨询的内容非常广泛，咨询人员必须具有渊博的学识。

（6）乐观开朗的情绪　一定要有乐观、开朗的情绪，以便影响来访者。

二、心理咨询技术

（一）参与性技术

1. 倾听技术

倾听是一个主动引导、积极思考、澄清问题、建立关系、参与帮助的过程，倾听要积极听，通过积极倾听，掌握来访者歪曲的认知、消极的行为模式、负性情绪等。倾听要认真听，通过认真倾听，把握来访者的问题、原因、程度、个性等。倾听时要关注，关注来访者症状、内心体验，关注其问题和解决问题的动机和态度。同时还要有适当的参与，如语言和非语言的交流，适当给予鼓励式的回应，倾听时用心感悟，了解来访者通过言语、表情、动作等所表达出来的内容及隐含的省略的没有表达出来的意思。倾听时要注意不要干扰来访者的话题，不要急于下结论。

2. 提问技术

包括开放式提问技术和封闭式提问技术。开放式提问一般是收集资料时使用，需建立良好的咨访关系，由于开放式问题没有预设答案，所以来访者需要对问题进行陈述，不能简单用一两字或一句话来回答，在陈述的过程中表达出自身的思想和情感，通过开放式问题的提问，咨询师可以获得一些信息资料。封闭式提问是咨询师提出的问题带有预设的答案，来访者不要展开回答，封闭式提问一般是在明确问题时使用，不能过多使用，通常结合开放式问题一起使用。

3. 鼓励技术

鼓励就是咨询师通过语言等方式对来访者进行自我探索和改变，鼓励技术可表现为咨询师直接重复来访者的话语，或"嗯""还有吗"等鼓励来访者进一步表达探索，以促进会谈。

4. 重复技术

通过咨询师直接重复来访者刚刚陈述的某句话，引起来访者的重视或注意，以明确表达的内容。重复技术一般是来访者表达出现不合理或与常理不符的情况时使用，通过重复技术，使咨询师对求助者的理解更加深入、准确。

5. 内容反应技术

是咨询师将来访者的主要言谈、思想加以综合整理后，再反馈给来访者，咨询师将来访者的实质内容经过概况整理后，用自己的语言表达出来，以促进理解，加强沟通。通过内容反应技术，可以使来访者再次剖析自己的困扰，明确自己要解决的问题。

6. 情感反应技术

是咨询师将来访者陈述的有关情绪、情感的主要内容经过概况、综合和整理反馈给来访者，以加强对来访者的情绪情感的理解，促进沟通，一般来说，内容反应和情感反应是同时进行的。

7. 具体化技术

是指咨询师协助来访者清楚准确地表达出自己的观点，及他所用的概念、体验到的情感和经历的事情的技术。通过具体化技术咨询师可将来访者模糊、混乱、矛盾、不合理的信息予以澄清，同时也可以帮助来访者理清自己的所思所感，以促进咨询的顺利进行。

8. 参与性概述

参与性概述是咨询师把来访者的言语和非言语的行为情感等综合整理后，以提纲的方式再对来访者表达出来，让来访者再一次回归自己的陈述，一般用于一个阶段完成时或一次面谈结束时。

9. 非言语行为的理解和把握

借助来访者的非语言行为，如身体姿态、肢体运动、目光接触、皮肤接触、言语表情等，了解来访者不能直接提供的，甚至是刻意回避、隐藏、作假的信息，因而，咨询师需要全面观察非言语行为。动作表达的含义因人、因时、因地、因手段不同而不尽相同，因而一定要把非语言的行为动作等在特定的环境中进行全面准确的把握。

（二）影响性技术

1. 面质技术

面质技术是指出来访者身上存在的矛盾，这些矛盾主要有言行不一致，前后言语不一致和双方意见不一致。进行有效的面质需要四个步骤。第一，仔细观察来访者，确定他所表现出来的矛盾类型，探查出矛盾之处，不要过早地做出面质反应。第二，评估面质的目的，确定来访者是否需要被挑战，评估咨询关系是否安全，以便来访者能从面质中受益。第三，总结矛盾中的不同因素，解决冲突，促进和谐。第四，评估面质反应的效果，治疗者做出面质后，来访者可能出现否认、困惑、假装接受、真正接受等结果，然而，面质效果可能不是立即发生的，同时要关注来访者可能更为防御的迹象。

2. 解释技术

是运用心理学理论来描述来访者的思想、情感和行为的原因实质等，对某些抽象复杂的心理现象、心理过程进行解释，使来访者从一个新的、更全面的角度来重新面对困扰、环境和自己，并借助新的观念和思想加深了解自己的行为、思想和情感，以产生顿悟，从而改变认知，促进变化。因而，解释技术的应用也要因人而异，领悟能力强的人，解释可深入系统些，反之则解释得通俗易懂些，多打比方，多举例子。

3. 指导技术

是咨询师直接指示来访者做某件事、说某些话或者采取某种行为方式，该技术是对来访者影响最明显的咨询技术。如自由联想、系统脱敏疗法、放松训练等。

4. 情感表达技术

咨询师将自己的情绪、情感及对来访者的情绪、情感等，告诉来访者，以影响来访者，促进来访者探索和改变。咨询师通过情感表达，理解了来访者，表现出了共情，促进来访者的自我表达。

5. 内容表达技术

是咨询师通过传递信息、提出建议、提供忠告、给予保障、进行解释和反馈，来影响来访者，实现咨询目标。咨询过程中各项影响技术都属于内容表达。

6. 自我开放技术

也称"自我暴露"，是咨询师提出自己的情感、思维和经验与来访者共享，或开放对求助者的态度或评价等，或开放和自己有关的经历、体验等。自我开放技术能够促进良好咨访关系的建立，来访者能借助咨询师的自我开放实现更多的自我开放。

7. 影响性概括

咨询师将自己的主题、意见等组织整理后，以简明扼要的形式表达出来，这样可以使咨询过程脉络清晰，有利于来访者把握咨询全局，加深印象，该技术可在访谈中间使用，也可在结束时使用。

8. 非言语行为的应用

非言语行为有面部表情、身体动作、声音特征、沉默等，比如目光注视，如手势、声音等，咨询师应准确理解把握非语言行为，把自己的非言语行为融到言语表达中，可起到表达共情、积极关注和尊重。

第二节　心理治疗

一、心理治疗的分类

心理治疗一般可以分为行为治疗、人本主义治疗、精神分析治疗及认知治疗，也可按照治疗对象和治疗目的分类。按治疗对象可分为以下四类：

（1）个别治疗　以单独的患者或来访者为对象的心理治疗，多数治疗或咨询采取治疗师与来访者进行一对一访谈的形式。

（2）夫妻治疗或婚姻治疗　以配偶双方为单位的治疗，可以视为家庭治疗的一种形式。

（3）家庭治疗　以家庭为单位的治疗，核心家庭是最普遍、最基本的人际系统，其中发生频繁而紧密的人际互动，与个体的精神卫生状态密切相关，该类治疗多以核心家庭为干预目标。

（4）集体治疗　以多名有相似问题，或对某一疗法有共同适应证的不同疾病的患者为单位的治疗。

二、心理治疗的要素与原则

（一）心理治疗的基本要素

（1）治疗者必须是经过正规培训，掌握了一定的专业理论和技能，具有合法身份的人员。

（2）心理治疗要按一定的程序进行。

（3）心理治疗是建立在密切的治疗关系基础上的职业行为。

（4）心理治疗要运用科学的心理学理论和技术。

（5）心理治疗的目的是通过引导患者对内心世界的探索认识、适当的情绪宣泄和认知矫正，激起和维持其学习新经验和改变的愿望，增强自我效能感并促进其持续的自我成长，从而转变痛苦的、适应不良的心理、行为，甚至躯体症状，恢复健全的心理、生理和社会功能。

（二）心理治疗的基本原则

（1）信任原则　良好的医患关系是心理治疗的重要条件，患者对医师应有信任感和权威感。

（2）针对原则　医师应根据患者存在的具体问题和自身对各种心理治疗技术的熟练程度，来选择治疗方法。

（3）计划原则　合理制订治疗方案、治疗目标、实施时间和评估方法。

（4）综合原则　对一些疾病的治疗不应排斥其他治疗手段，如药物治疗、行为治疗等。

（5）灵活原则　在整个治疗过程中，心理医师应密切观察患者的心理变化，灵活、果断地调整治疗方案。

（6）保密原则　心理治疗多涉及患者的隐私，心理医师必须绝对为患者保密。

（三）心理治疗中医患关系的建立

相信医患之间可以建立彼此信任的关系，患者是可以沟通交流的。不以本人的价值取向评判患者的价值观和生活态度，尊重患者的人格、信仰和文化。从生物-心理-社会的医学模式出发，充分理解患者的疾病行为和情绪反应。在诊断和治疗过程中，以人本主义态度给患者切实的医疗帮助。理解医患关系是一个动态关系，医师应根据情况适时做出调整。医患关系是围绕着疾病的诊疗而形成的，也应局限于求医和提供医疗帮助的过程，不应发展任何超出此范围的人际关系。

（四）心理治疗的基本程序

1. 初级阶段

① 与患者沟通，建立融洽的治疗关系。

② 探索患者主要心理问题。

③ 收集基本背景资料。

④ 决定是否适合心理治疗。

⑤ 初步的病情解释。

⑥ 培养患者接受治疗的动机。

2. 中期阶段

① 对患者进行必要的心理检查。

② 进行心理诊断。

③ 确定治疗的方法。

④ 提出治疗的条件和要求。

⑤ 制订治疗的计划。

⑥ 进行心理治疗。

3. 后期阶段

① 综合全部资料做结论性解释。

② 帮助患者形成健康的行为模式。

③ 指导患者接受新的行为模式。

④ 巩固疗效。

⑤ 追踪观察。

⑥ 帮助患者逐渐摆脱患者角色。

⑦ 治疗结束。

（五）心理治疗的注意事项

心理治疗须注意：

第一，治疗者必须接受心理治疗的专业培训，并在监督指导下取得一定经验。

第二，患者与治疗者之间要建立积极的、良好的关系。

第三，治疗者要学会细心观察患者的表现，认识患者的问题，理解患者的冲突，察觉治疗中出现的阻抗和移情现象，并能有效地加以利用。

第四，根据患者的需求和可能性，以及治疗者的前提条件来选择一种有效适应的方法。

第五，心理治疗适应证的确定尽可能面向患者。

第六，躯体治疗与精神治疗并不互相排斥，而应联合应用。

第七，心理治疗的适应证无固定规则，选择治疗方法时必须根据具体情况确定。

三、心理治疗常用的软件

心理治疗软件是指根据心理治疗的原理、目的和方法，做成计算机软件的形式，通过计算机对来访者进行心理治疗。心理治疗软件使心理治疗更加规范化、普及化、个性化和趣味化，不仅为解决巨大的心理治疗师缺口问题提供了一种新的途径，同时也让心理治疗的发展踏上一个新的台阶。目前国外常见的心理治疗软件有虚拟现实、计算机认知行为治疗、远程疗法以及用于心理治疗的电子游戏等。目前海勤人员心理治疗常用的软件有参照国外技术制成的虚拟现实、结合生物反馈和放松疗法的放松治疗软件等。

四、心理咨询与心理治疗的联系与区别

（一）两者之间的共同点

心理咨询和心理治疗是两个相互联系又相互区别的专业领域，两者在采用的理论和方法、强调帮助来访者成长和改变、注重建立帮助者和来访者之间的良好人际关系等方面具有相同之处。

（二）两者之间的区别

心理咨询的对象主要是有现实问题或心理困扰的正常人；心理治疗主要

针对的是患者，如神经症、性变态、人格障碍、心身疾病及康复中的精神病患者等。心理咨询主要遵循发展与教育的模式，侧重于对来访者的支持、启发、教育、指导；心理治疗则遵循生物-心理-社会医学模式，侧重于分析与矫正、消除症状、重建人格。

心理治疗的不同学派在经历了多年的隔阂、对立与争论后，各家各派趋向于整合，其原因主要有：各种疗法的剧增；各种疗法疗效相近；单一理论模型的不足；各学派通力寻求影响治疗效果的共同因素；各学派都认识到来访者的特点和治疗关系对疗效的影响；社会和公众的压力。

（三）心理咨询和心理治疗的理论流派

心理咨询和心理治疗的理论流派各式各样，归结起来主要有：

（1）以精神分析论为理论基础的精神分析疗法　目的在于帮助人从领悟中解决自己的心理问题。

（2）以行为主义为理论基础的行为疗法　目的在于帮助人经由学习而改变不良的生活习惯，获得良好的适应。

（3）以人本主义为理论基础的人本治疗法　通过创设一种无条件积极关注的气氛，帮助当事人排除成长中的障碍，以达到自我实现的境界。

（4）以认知论为理论基础的认知疗法　通过改变人的认识过程和从这一过程中产生的观念来纠正其适应不良的行为或情绪。

第三节　心理应激常用疗法

一、认知行为治疗

认知行为理论富有代表性的有埃利斯理性情绪治疗理论、班杜拉社会学习理论、格拉瑟现实治疗理论、托尔曼的认知行为主义、贝克的认知疗法理论。该理论认为歪曲认知有非此即彼、灾难化、使不合格或打折扣、情绪推理、贴标签、最大化/最小化、精神过滤、度人之心、以偏概全、个性化、

"应该"和"必须"陈述、管状视力等形式。

（一）认知疗法

1. 认知疗法基础知识

认知疗法是一组心理治疗方法的集合名词，它强调认知过程在行为建立中的重要作用。心理治疗的三种基本假设：一是行为和情绪是通过认知过程发展起来的；二是在学习理论基础上建立起来的治疗程序能有效地影响认知过程；三是心理医师应作为一个"诊断家和教育家"发现不良适应的认知过程，并组织安排学习来改变它们。认知疗法与传统疗法的区别主要在于认知疗法强调认知的首要作用，而传统的心理治疗更多地强调情绪；一般不大关心无意识驱力和无意识防御，认为绝大部分心理问题无须深入地探究埋藏在无意识中的根源便能解决。认知心理学强调，情绪与行为的发生一定要通过认知的中介作用，而不是通过环境刺激直接产生；正常的认知方式产生正常的情绪反应，异常的认知则产生异常的情绪反应，如焦虑、抑郁等；在情绪障碍中，认知歪曲是原发的，情绪障碍是继发的；认知心理学认为，由于神经症患者有特殊的个体易感素质，因此常常做出不现实的估计和认知，以致出现不合理、不恰当的反应，这种反应超过一定的限度和频度，便会出现疾病。

认识领悟心理治疗的理论基础是承认个体有无意识的心理活动，病态行为的原因是无意识的；承认人格结构理论和自我防御机制；承认幼年经历对人的影响，并认为是心理疾病的根源。不排斥幼儿性欲论，但不认为是人的普遍特性；认为强迫症和恐怖症等疾病是幼年期的恐怖在成年人心理上的再现；认为变态是用幼年的性取乐方式来解决成年性欲和解除成年心里苦闷的表现；认为如果使患者认识到病态情感和行为的幼稚性，是与自己的实际年龄和身份不相称的，从而会自觉地放弃它，症状也就会自然消失。

2. 理性情绪疗法

理性情绪疗法的治疗过程包括心理诊断阶段、领悟阶段、修通阶段、再教育阶段。修通阶段主要是主动指导、教育和促进认知改变，以改善情绪。理性情绪疗法常用技术有与不合理信念辩论技术、合理的情绪想象技术、家庭作业和自我管理技术。

（二）行为疗法

行为疗法是根据条件反射学说和社会学习理论矫正人们不良行为的一种心理治疗技术。这些技术都是以不同的学习原则为基础达到预期的目标。不同的行为治疗方法都遵循一般原则，即不适应行为在很大程度上是习得的，可以通过另外的学习进行矫正。各种心理异常与躯体疾病症状不仅是某种疾病的症状，而且也是一种异常行为，又是人与环境不协调的一种表现。人具有自我控制、自我调整的能力。外界的任何信息进入大脑后都要通过自己的认识作为中介，经过大脑的调节和控制后才能做出相应的反应。有病理性异常行为的人，完全可能通过学习来调整改进。

行为治疗又称行为矫正，是建立在行为学习理论基础上的一种心理治疗方法，是将实验心理学和社会心理学中的各种原则，应用于解除人类痛苦和加强人类适应功能的技术，该治疗不是用生物学直接改变人的心身状态，而是改变环境和社会的相互关系。行为治疗的目的是教育性的，其技术在于改善自我控制。主要代表人物：行为主义的代表是美国心理学家华生，条件反射理论的代表是俄国生理学家巴甫洛夫，美国心理学家桑代克、斯金纳和社会学习理论的代表班杜拉等。

行为治疗的适应证有神经症、心身疾病、不良行为、性障碍、心理社会适应不良综合征等。其中神经症主要是指各种恐怖症，其次是强迫症和焦虑症；心身疾病主要包括高血压、心律不齐及某些胃肠疾病等；不良行为主要包括书写痉挛、吮手指、紧张性头痛、心因性斜颈等习惯性不良行为和肥胖症、厌食症、烟酒及药物依赖等控制性不良行为；心理社会适应不良综合征包括考试焦虑、恐学症、电视迷综合征等；其他还有精神病患者恢复期的回归社会训练、职业技能训练等。

1. 工娱治疗

工娱治疗是海勤人员行为治疗形式之一，常用的工娱疗法主要有音乐疗法、舞蹈治疗、阅读和影视治疗、体育活动、工艺制作训练和职业劳动训练。音乐是人类的"通用语言"，选择合适的音乐疗法有利于稳定患者情绪、改进认知功能。舞蹈治疗对消除紧张、提高情绪、锻炼体质有益。阅读和影视治疗，可以丰富患者的生活内容，促进患者间接接触外部世界，避免与外界完全隔绝。体育活动，可以锻炼患者的躯体功能，对长期服用抗精神病药物引起的呆滞、肥胖有益。工艺制作训练，可以激发患者的创造力、增加才智、培养兴趣及稳定情绪。职业劳动训练，这是为患者完全回归社会、重新就业或者变换岗位进行的针对性训练，对病情稳定并具有一定的知识、技能的患者实施，是最理想的康复训练方法之一。

2. 系统脱敏疗法

系统脱敏疗法是治疗师帮助患者建立与不良行为反应相对抗的松弛条件反射，然后再接触引起这种行为的条件刺激，将习得的放松状态用于抑制焦虑反应，使不良行为逐渐消退（脱敏），最终使不良行为得到矫正。系统脱敏疗法可分为快速脱敏法、接触脱敏法、自动化脱敏法和情绪性意象法。快速脱敏法是用造成恐惧反应的实际刺激物来代替对它的想象，治疗者陪伴着患者通过一系列令患者感到恐怖的情景，直到遇到原先最害怕的情景而不再紧张为止。它较适用于广场恐怖和社交恐怖症患者。接触脱敏疗法适用于特殊物体恐怖症，也采用按焦虑层次进行的真实生活暴露方法，不同之处是增加了示范和接触。自动化脱敏法，制作可使患者焦虑的情景、录像、录音对患者进行治疗，让其在家独立使用。情绪性意象法，通过形象化的描述，诱发患者兴奋、骄傲和欢乐等积极的情绪活动来抑制和消除恐惧的方法。

系统脱敏疗法是行为治疗的方法之一，通过让患者循序渐进地接触、适应原先会引起焦虑等不良体验的情景，对由于条件化作用而形成的症状行为逐步进行"反条件化"。治疗过程首先是让患者学会放松训练，然后将患者的焦虑进行分级，再将全身放松的患者暴露于引起较弱焦虑情绪的刺激之下，于是这个刺激逐渐失去引起焦虑的作用，再让患者暴露于引起较强反应的刺激之下，使之再次用放松训练来对抗焦虑情绪，待适应这一强度水平后再上一个台阶，以此类推，逐步进行，直到每一步骤患者都感到彻底放松为止。

评定焦虑等级，首先根据了解到的情况，帮助患者找出诱发焦虑的对象或情绪，然后将它们从低到高列成等级，通常划分为5、7、9个等级。肌肉放松训练，这样做的假设是放松同焦虑是对立的，放松可以制约和减轻焦虑。放松的目的就是将这种放松状态同诱发焦虑的情景联系起来，逐渐提高诱发焦虑的刺激水平，减轻焦虑。去条件化过程，让患者在肌肉松弛的情况下，从最低层次开始，想象产生焦虑的情境。如果某一刺激在放松时仍然诱发焦虑，就不断重复这一程序，直至想象这一刺激时达到完全放松为止。再进行高一层次的焦虑情境的想象，最终到想象最恐惧的情境时也能做到完全放松以后，患者就学会了用放松代替焦虑，原来引发焦虑的刺激也就不能诱发焦虑了。

3. 冲击疗法

冲击疗法又称为满灌疗法，其基本原则与系统脱敏疗法相反。例如治疗恐惧症，不是使患者按轻重程度逐渐面对所惧怕的情况，而是让患者一下子面对更高等级惧怕的情况，甚至过分地与惧怕的情况接触。由于惧怕刺激"泛滥性"地来临，个体面对过分的惧怕刺激，恐惧反应可能会逐渐减轻，甚至最终消失。即使没有放松的过程，只要持久地让被治疗者暴露在惊恐刺激面前，惊恐反应也终究会自行耗尽。该方法是立即使患者暴露在最恐惧的情境中，将引起患者焦虑的情境刺激反复重现或反复想象，让患者重新充分体验全部不愉快的、恐惧的情绪，没有任何强化措施，只是反复重现条件刺激物，使引起症状或行为的内部动因减弱，以达到治疗的目的。满灌疗法是从系统脱敏疗法发展而来，但不同点在于不需要事先对患者进行放松训练和焦虑等级评定，减少了治疗程序，缩短了疗程。满灌疗法成功的关键在于找出患者最恐惧的事物或情境，在具体实施之前，一定要注意仔细检查患者的身体情况，有癫痫、高血压、心脏病和体质衰弱的患者禁用。

4. 厌恶疗法

厌恶疗法是一种通过轻微的惩罚来消除适应不良行为的治疗方法。

（1）当某种适应不良行为即将出现或正在出现时，当立即给予一定的痛苦刺激，如轻微的电击、针刺或催吐剂，使其产生厌恶的主观体验。

（2）经过反复实施，适应不良行为和厌恶体验就建立了一定的条件联系，以后当欲实施一定行为时，便立刻产生了厌恶体验。为了避免这种厌恶体验，患者只有终止或放弃原有的适应不良行为。

（3）理论来源　经典条件反射。

（4）适应证　强迫症、戒烟戒酒等。

5. 松弛疗法

松弛疗法是通过机体的主动放松使人体验到身心的舒适以调节因紧张反应所造成的紊乱的心理生理功能的一种行为疗法。常用的有渐进性肌肉放松、自主训练、冥想和瑜伽等经典松弛疗法。被训练者或求治者训练后可每日自行练习1~2次，每次15分钟左右。施治者应该向求治者强调，开始几次的放松训练并不能使肌肉很快进入深度放松，需要坚持下去，才会有效果。它的适应证主要是焦虑症、恐怖症等，且对各系统的身心疾病甚至一些慢性病都有较好的疗效。

二、支持性心理治疗

选择好适当的对象，治疗前要预先掌握好要解决的问题，以便有的放矢地开展治疗，宜与患者单独交谈，家属不必在旁，以免患者倾诉有顾虑。患者倾诉时，医师应细心听，不要经常打断患者谈话，当患者讲得太离题时可适当提些启发性的问题，以使患者的谈话能围绕与疾病有关的中心。注意一次时间不宜太长，一般以一小时左右为佳，以免过度疲劳。每次治疗之后，医师应做详细记录，以便为下一次治疗做好准备。治疗时最好不要录音录像，以免患者怀有戒心，治疗室要安静整洁，素雅大方，色调调和，以利情绪稳定。心理治疗的三个步骤包括接受、支持和保证。接受是医师有计划、有目的地通过与患者认真地交谈，耐心听取患者的倾吐，如果患者谈话离题太远，可循序诱导，引到正题上来，而不要责怪患者，以取得患者的信任和合作。支持是在全面了解患者的心理障碍后再反馈给患者，使其正确认识对自己有害的情绪反应，进而安慰、鼓励患者主动配合医师，克服其心理障碍，使病情好转。保证是在接受、支持的基础上，医师运用自己的医学知识和心理学知识，用肯定的、通俗的、科学的语言对患者进行疏导，使患者相信经过合理的治疗，疾病一定能好转或痊愈。

三、以个人为中心治疗

（一）概念

以个人为中心治疗也称"当事人中心疗法""来访者中心疗法"，是通过治疗，使来访者变成了一个有较少防御性和对经验抱着开放态度、协调一致的人，一个对自我有更清晰的认识，也更加现实的人，对自己的潜能有较正确的观点，这可以缩小理想自我和现实自我之间的距离。以个人为中心疗法有七个阶段。第一阶段，此时来访者还不愿意把有关自己的任何事情与别人沟通。第二阶段，刻板僵化状态有所松动。第三阶段，来访者可以自由地谈论自己的事，只是把这些事当作客观对象。第四阶段，来访者开始谈论深层的感情，但不是一些当前体验的感情。第五阶段，开始出现明显的改善。第六阶段，来访者能够完全接受情感，自我与情感变得协调一致。第七阶段，来访者对治疗条件的作用不再看得那么重要。

（二）贡献与局限

1. 贡献

提炼出良好的治疗关系是治疗变化的要素，这已经成为现代治疗实践的共同基础。治疗者对来访者具有自我指导能力和自我负责能力的信念，会推动来访者发生改变。来访者中心疗法特别强调治疗者本人的人格和态度的作用，而不是方法技巧的作用。

2. 局限

在医学诊断方面，来访者中心疗法不主张对障碍进行分类，有排斥诊断和评估的倾向，这可能妨碍了其在临床实践中的应用。

（三）适应证

以个人为中心疗法适用于个体有某种心理问题的正常人或轻度心理障碍的人，如人际关系问题、个人成长问题、社会适应障碍及某些神经症（如焦虑症、抑郁症、强迫症、恐惧症、躯体形式障碍、人格障碍与性心理障碍及恢复期的精神分裂症）。

四、生物反馈疗法

（一）生物反馈疗法的原理

生物反馈技术是帮助个体了解和体验由压力所导致的一些机体反应，进而能够及时做出身心放松调整的一种干预方法。由于压力的机体反应在造成伤害之前比较轻微，难以明察。因此，需要采用一定的生理仪器或设备来测查身体功能的变化，最常见的是测量肌肉紧张程度、脉搏、体表温度、皮肤电位和脑电波等。一般是把电子感应器连接到个体的身体上，用一定的信号来反映机体中某些变化，建立信号与机体变化之间的固定联系。通过生物反馈训练，个体就能识别这些信号，并将它们纳入到自己的自主控制中。不久之后，个体就可以不靠仪器，而是按照自主意愿来进行状态调节。生物反馈训练对压力所导致的生理或躯体症状的缓解很有帮助。

人体在焦虑状态下，全身肌肉呈紧张状态。肌肉放松训练的时效性已经得到证实，而控制脑电活动的方式也被验证具有很好的效果。因此焦虑状态下可以通过松弛肌肉、强化脑电活动中的 α 波及 θ 波来达到缓解焦虑的目的。具体做法是利用电子仪器把体内的活动状态加以放大，变成人所能感知到的信号，通过视觉或听觉呈现给人们，人们就可以通过操纵、对付以至改变这种信号，从而达到操纵、改变体内原来觉察不到的不受人们意识支配的生理活动。

常用的生物反馈疗法主要有肌电反馈疗法及皮肤温度训练疗法两种。肌电反馈疗法将肌肉电活动放大，将信号以听觉或视觉的方式显示出来，使患者直接感知到自身和肌肉的电活动。对恐怖症、焦虑症、紧张症的患者有明显效果。皮肤温度训练疗法，常用于心理治疗和松弛训练。

（二）生物反馈疗法的适应证

（1）神经系统功能性病变与某些器质性病变所引起的局部肌肉痉挛、抽动、不全麻痹，如嚼肌痉挛、痉挛性斜颈、磨牙、面肌抽动与瘫痪、口吃、职业性肌痉挛、遗尿症、大便失禁等。

（2）焦虑症、恐怖症及与精神紧张有关的一些身心疾病。

（3）紧张性头痛、血管性头痛。

（4）高血压、原发性高血压、心律不齐。

（5）偏头痛。

（6）其他，如雷诺病、消化性溃疡、哮喘病、性功能障碍等。

（三）生物反馈疗法的操作程序

（1）向患者概要介绍生物反馈的原理。

（2）测定几种常用的生理参数的基础值，确定最佳生物反馈训练方案。

（3）实施训练，患者描述训练时的体验。每一次训练结束，让患者做主观等级评定，布置家庭训练。

（四）生物反馈疗法的注意事项

（1）在治疗过程中注意同时服用何种药物，有无过早停药等情况，特别是高血压及癫痫等患者，治疗过程中切勿停药。

（2）年龄过大者，过度松弛训练有可能出现低血压。

（3）避免不适当的训练。

（4）对于精神病患者，应选择其恢复期，以便有利于消除焦虑、忧愁和烦恼等症状。

五、暗示疗法

暗示疗法是指治疗师有意识地使用暗示去影响或改变患者行为，以消除或减轻疾病症状的方法。暗示治疗方法有随意性暗示和命令性暗示、肯定暗示和否定暗示、直接暗示和间接暗示、言语暗示和非言语暗示等。暗示治疗既可在催眠状态，也可在觉醒状态进行。觉醒状态的暗示又可分为自我暗示和他人暗示。对暗示治疗来说，接受暗示的条件一是患者对暗示的敏感性；二是治疗师的权威性。暗示的敏感性和权威性是相互影响的，它们使暗示在人们中产生作用，同时人也具有反暗示的能力。一般人的可暗示性有三道防线：一是逻辑防线；二是感情防线；三是伦理防线。暗示疗法要与这三道防线协调，引起心理上的共鸣。采用暗示治疗的原理是建立和谐的关系；重复暗示；反作用定律；支配效应定律；个体化原理。

暗示疗法主要治疗各种神经症、癔症、强迫症、口吃、运动障碍及某些身心疾病。

六、催眠疗法

催眠疗法是借助暗示使患者进入一种特殊的意识状态，控制患者的心身活动，从而解除和治疗患者的心身问题的心理疗法。一般来说，催眠疗效如何在很大程度上取决于患者的催眠感受性。因此，首先要进行催眠感受性测试；其次采用放松法、凝视法、倾诉法、抚摩法、观念运动法等诱导催眠；治疗成效如何在于患者的参与，如患者的期望、非言语反馈和言语交流；催眠治疗结束要将患者唤醒，唤醒的过程要按程序进行。

许多学者从心理学、生理学的角度提出许多理论假说，催眠之所以能够成为一种治疗技术，是因为催眠与自然睡眠一样，是大脑抑制，使神经系统得到休息并恢复其张力的一种重要方法；催眠通过激活或关闭特定的脑区，对整合信息进行筛选和解释，使机体接受催眠师提供的信息，从而达到改变认知和消除疾病的目的。

催眠疗法主要适用于神经衰弱、抑郁性神经症、强迫性神经症、性功能障碍、失眠、偏头疼、儿童行为障碍及心理紧张、焦虑、抑郁等。

七、森田疗法

森田疗法是 20 世纪 20 年代由日本森田正马教授创立的治疗神经症的一种心理治疗方法。这是一种超言语和理性的治疗方法，有其独特的理论基础。森田疗法的治疗原则可概括为两点。一是顺其自然。顺其自然的主要含义是患者要接受症状的存在，及与之相伴随的苦恼、焦虑，认识到抵抗或用任何手段回避、压制都是徒劳的。二是为所当为。患者要靠原来就存在的求生欲望进行建设性的活动，即接受症状的现状。

森田疗法的实施方法如下。①第一期绝对卧床 4～7 天，在此期间，把患者完全隔离，除饮食、大小便外，命其绝对卧床。医师、护士每日查房，但不要完全把患者的主诉作为问题。②第二期轻工作期，一般 1～2 周，在此期间也要禁止谈话、游戏等活动。卧床时间保持 7～8 天，但白天一定要命其到户外。此外要叫他写日记，出声朗读患者感觉有益于心身健康的书，劳动尽量选择没有社会价值的单调劳动。③第三期重作业劳动，一般也需要1～2 周左右。此期继续禁止娱乐、会客，让他参加一些较重的劳动，比如劈柴、田间劳动等，使患者渐渐体验到工作劳动的乐趣。不知不觉养成对劳动的持久耐力。④第四期生活训练期，从这一期开始，可外出参加实际生活，打破一切拘束，但需回院住宿。此期间是出院的准备阶段。

八、团体心理治疗

团体心理治疗是指为了某些共同目的将多个当事人集中起来加以治疗的一种心理治疗方法。相对于个别心理治疗而言，团体心理治疗具有省时省力的特点，且团体中成员间相互影响，可起到积极的治疗作用。团体心理治疗机制一是团体的情感支持体系；二是团体的相互学习；三是团体的正性体验；四是学习团体的性质与系统；五是重复与矫正"原本家庭经验"；六是支持体验"情感矫正经验"。情感支持主要包括被他人接受和容纳、倾诉与发泄、共性的发现、树立信心和希望。

团体心理治疗方法分为着重于个体作用的团体心理治疗和着重于团体作用的团体心理治疗。着重于团体作用的团体心理治疗技术有训练小组技术、相遇技术、心理剧技术、格式塔小组。团体心理治疗的适应范围主要有神经症或神经症性反应，包括各种社交焦虑或社交恐惧；轻度的人格障碍，特别是人际关系敏感或有交往缺陷者；青少年心理与行为障碍；心身疾病，尤其是各种慢性躯体疾病患者；重性精神疾病缓解期，特别是社区中的康复期患者；各种应激性及适应性问题等。

对于海勤人员团体训练宜采用体验式训练，体验式心理训练是将传统的团体训练内容与体验式培训方法相结合的一种创新式团体心理训练，它把学习者置身于真实或模拟的具体活动中，更强调参与者之间的互动，通过参与者之间及参与者与培训者之间的多项互动，获得亲身体验和感受，然后通过反思和总结提升，再运用自身实践活动，从而达到个体心理和行为的持久变化。体验式团体心理行为训练的项目很多，如机遇与挑战、花色站立、同舟共济、虎克船长、抢夺水源、驿站传书等。训练的机制主要有以下四点。

（1）在团体中获得情感支持　①情绪宣泄；②发现共同性；③被人接纳；④满怀希望。

（2）在团体中尝试积极的体验　①享受亲密感；②增强归属感与认同感；③观察团体行为与领导关系；④体验互助互利。

（3）在团体中发展适应能力　①提供安全的实验环境；②相互学习交流经验；③尝试模仿适应行为；④学习社会交往技巧。

第四节　海勤人员心理应激干预原则

一、及时深入

海勤人员日常的心理调适要及时，早发现，早干预，调适慢不得、拖不起、不能粗、不能浮、不能走过场。要深入到相关人员床头、身边和心里，做到及时、准确、得当。

二、严格保密

心理问题是一个人精神世界里的障碍或疾患的反应。除去尽人皆知的巨大灾难所造成的心理危机以外，有些心理问题属于个人隐私的范畴，一般是不便公开和张扬的。况且有些消极悲观的心理与情绪一旦扩散开来，由于有的人警觉性不高或识别力不强，有可能造成极其严重的负面影响，甚至会动摇人心，招致损失。所以，心理危机在涉及个人隐私的情况下，调适工作必须坚持保密的原则，尽力缩小其负面影响的范围。

三、见缝插针

海勤人员作业时间长，强度大，很难找到成块时间可以利用的情况下，心理调适往往就要抓住小的时间空隙，抽时间做、挤时间做。还要学会和善于分散做、掰开做，见缝插针。

四、真诚平等

心理干预是一个精神抚慰、心理疏通和灵魂唤醒的过程，任何强迫命令、压制训斥都是无济于事的。心理调适必须建立在心理医师与受助者是平等互帮互助的关系之上，绝无高低贵贱之分的基础之上。心理医师在施救时，切不可以救世主的姿态出现，切不可用教训的口吻讲话，必须诚心诚意、满腔热情，靠真诚与平等去打动和调适受了伤害的心灵。

第五节　海勤人员常见心理应激的干预

一、情绪烦躁的干预

海勤人员具有严格封闭管理、周围环境单一及高强度作业等工作性质，个体生理和心理的耐受程度不同，长时间在某一特定的环境中，部分海勤人员情绪会逐步变得烦躁易怒，究其原因，有以下几点。一是心情压抑。海勤人员长期生活在封闭的环境中，获得外界信息少，外出活动受限，甚至不能安排探亲休假，因此时间一长，心情容易压抑。二是生活单调。娱乐设施简陋，业余生活单调，海勤人员平淡的生活过久了，就会期盼生活起点波澜，容易下意识地抓住人际关系中的小摩擦来做文章。三是集体生活，生活空间相对狭窄，不顺心的事较多。个别人员家庭的困难凸显，也有的人思念家人的情绪与日俱增等，这些都容易使一些人员感到心情烦躁，而变得火气较大。此时心理医师要引导大家确定生活目标，学会宽容和理解，教授大家调整情绪和转移注意力的方法，消除不良情绪，保持积极稳定的良好精神状态。

1. 确定生活目标

一个人一旦有了生活目标后，生活就不会再平淡无味，每天都会变得充实而有意义。如有的同志有写日记的习惯，每天都会记录下所见所闻、所思所感，准备回去后和家人或女朋友一起分享自己的这份难得经历；再如有的同志为自己制订了学习计划，学一些软件知识或是读几本书等。有生活目标的人，就不会再有太多的闲心去计较和纠缠于生活中的一些小矛盾、小摩擦，而会把工作之余的精力放在自己目标的完成上。

2. 学会宽容和理解

海勤人员天天在一起生活和工作，产生一些矛盾摩擦在所难免，太斤斤计较，会使其他人对自己避而远之，使自己变得孤立，只有懂得宽容的人才会获得人们喜爱，交到更多朋友。随着海勤人员离开家人的时间逐渐延长，家人遇到的困难也可能会逐渐增多，只是家人能够体谅在外执行任务的海勤人员，而不愿过多说起这些，在与家人通电话时，海勤人员要多理解他们的良苦用心，多一些问候和感激，少一些不满和责怪。

3. 要学会调整情绪

感觉心情烦躁时，可以听一些舒缓柔和的音乐，想一些开心快乐的事情，闭上眼想象美丽宁静的景色，等等。总之不可对身边的人胡乱发泄，或是抓住件事就小题大做，否则将导致消极情绪扩散开来，影响到他人，反过来又作用到自己身上。

4. 学会转移注意

当某件事或某个人让你感觉到愤怒时，你会越想越生气，越想越容易失去理智，如果能转移一下注意力，去打打球、跑跑步、读读书或者找朋友聊聊天，回来后你可能就会冷静下来。

二、过度焦虑的干预

海勤人员由于繁重的工作，特别是在持续时间长，休息难以保障情况下，容易造成身体的疲劳，身体的持续疲劳更容易加重心理上的负担，带来一系列的心理问题。其中，由于任务繁重导致过度焦虑是其常见的心理问题之一。焦虑是一种怎样的情绪？我们平时在生活中总会有焦躁不安，这是情绪异常吗？其实日常生活中出现的心烦、急躁、心慌等现象是常有的，是一种很常见的情绪。在心理学上，有个非常有趣的焦虑和效率的"倒U"曲线。提示适度的焦虑能够提高人的能力，如果人完全缺乏紧张感，会导致没有工作的动力；而过度的焦虑紧张又会导致工作效率的下降。对完成作业任务来说，带着适度的紧张执行任务，会激发人身体的潜能，激起人的挑战精神，这将有利于人员超水平地发挥。所以我们就需要对海上作业焦虑产生的原因做具体分析，进行适当的自我应对。总之，焦虑情绪是人类普遍共有的一种情感体验，产生这种情绪是正常的，也是无害的。然而过度、持久的焦虑、压抑就是心理障碍了，这些不良心理如果得不到及时的排解就会发展为焦虑症等心理疾病。

造成海勤人员过度焦虑的原因可归结为两点。一是对工作的认识出现了偏差，对自己所承担的工作产生畏惧心理，将对工作繁重产生的不满、厌烦，转变为对工作本身的抵触情绪，甚至互相攀比，信心动摇。二是繁重工作所致的身体疲劳引发的心理问题，作业置身于茫茫大海，本身就受到各种环境应激因素的影响，容易导致疲劳，如果连续作业，不能保证必需的休息、饮食，也会使心理活动负荷积累，导致过度疲劳，对心理功能带来严重影响。二者又是相辅相成的，情绪的不稳定，如过分的烦躁、焦虑，使肌肉紧张、睡眠不良、身体疲劳；反之，身体的过度疲劳，也会导致精神负担加重，往往会形成恶性循环。因而要及时避免和减轻因任务繁重引起的心理问题，通过合理有序地安排工作计划，严格作息制度和适当调节身心状态，心理医师可指导相关人员进行自我调适，或运用精神分析疗法和认知行为疗法等方法，缓解相关人员的焦虑情绪。

（1）根据作业任务的特点，适时调整部署，减轻其工作负担，保证他们能有效调整精神状态，更好地完成任务。

（2）制定严格的作息制度，保证在执行完任务后有充足的睡眠和休息。

（3）指导个体进行自我调适。

① 将焦虑思维具体化　焦虑是对不特定的、模糊的危险情境的反应，个体弄不清楚自己真正焦虑的对象是否值得焦虑，更没有认真仔细地考虑如何对待，任凭焦虑的不断积累，心理负担越来越重，最后导致焦虑障碍等影响身心健康。对目前的情境越清楚明确，个体体验到的焦虑就越少。因此，个体可以给自己进行"心理自我治疗日记"，每天记录在什么时候自己感到特别担心、恐惧和焦虑，然后描述自己的感受和想法以及对问题是如何反应的，采取了什么行动。这样把每个可能引起焦虑的潜在因素全部记录下来，然后逐个进行审查、分析。这样不但可以预防焦虑的产生，而且也可以阻止焦虑的扩散。

② 意境默想缓解焦虑　这种是利用人的意念和轻松的场景调节焦虑情绪的方法。在日常生活中我们会有这样的一些体验：当心情烦躁时，看看宁静的湖水，湛蓝的天空，情绪会平静得多。当海勤人员感到焦虑的时候，指导其采用意境默想法缓解焦虑情绪，首先要求其采取卧或坐姿，然后闭目，调整呼吸，放松肢体，继之开始默想："自己正坐在一个宁静的湖畔，周围山清水秀，看不见一个人影，林间偶尔看见小鸟在枝头跳跃，那湖水真清，时而有成群的小鱼游过，它们真自由自在，那湖水真静，静得不起一丝波纹。现在，我往湖里扔了一颗小石子，湖面泛起了一圈圈的涟漪，一圈、二圈、三圈。它们慢慢地推向湖岸，消失在岸边的水草丛中，多么宁静的气氛，置身其中真是心旷神怡。"在进行默想时，可以轻声地言语，以帮助导入情景。默想的内容应是安静的环境，清新的气氛，冷调的色彩或依据个体的生活体验，选择那些让人平静和愉悦的情景。

③ 放松训练缓解焦虑　放松训练可以有效地进一步缓解焦虑情绪，具体方法如下。a. 准备：坐在椅子上，脚掌着地，两臂自然下垂，闭上眼睛，然后腹式呼吸3次。吸气时注意体会各部位紧张感，呼气时注意放松、放松、再放松。b. 背部放松：身体移至椅边，闭眼，注意背部的感觉。吸气后仰，伸展脊背至不舒服为止。再呼气、拱背，向前蜷缩双肩，然后下垂双肩，肩胛骨靠拢，并肩。轻轻地呼气，垂肩。反复做3遍。c. 头部放松：呼气，下巴垂至胸前。吸气，头由重力自然支配右旋转，转到后背时开始呼气，向左经后背绕至胸前。先做3次右绕头运动，再做3次左绕头运动。注意右旋转式左侧脖颈舒展，向后转时，喉部肌肉舒展。d. 面部放松：先吸气，面部肌肉向内收缩，将紧张压力集中在鼻尖上。然后呼气，口尽量张大，眉毛上挑，脸拉长，如同打哈欠状。这套心身训练，随时随地都可以做，用两三

分钟即可。通过自身的调节和对外部环境的控制与预防，可以在一定程度上确保个体身心健康发展。

④ 语言暗示平衡心境　通过自我语言暗示可以在缓解焦虑的基础上进一步平衡心境，具体内容如下：a. 不要去想可怕的事情，只想放松自己；b. 我感到紧张不安不过是一种焦虑反应；c. 焦虑反应没有危害性后果；d. 如果我不去想关于死亡的事情，我就能对付焦虑；e. 我能对付这种焦虑反应，不必匆匆忙忙去医院；f. 心慌是焦虑的一个症状，不会导致什么不良后果。

（4）过度焦虑症状出现时，也可以选用以下的治疗方法。

① 精神分析治疗，因为精神分析学把焦虑症的起因归结为压抑的无意识冲突，所以焦虑症的精神分析治疗，就是帮助患者领悟他们的内在心理冲突的根源。

② 认知行为治疗，根据患者的具体症状的不同，运用行为治疗的医师有两种不同的方法来治疗焦虑症。如果患者的焦虑症状与某些确定的情境有关，医师就可以通过运用"情境分析"来找出患者的焦虑症状是由情境中的哪些关键因素造成的。然后医师运用"系统脱敏"的技术，降低患者对这些特定因素的焦虑程度。如果患者的焦虑症状游离于任何特定情境，也就是不与某种特定环境有特殊的关系，那么医师就运用"放松训练"来降低患者的总体紧张水平。

③ 由于焦虑症患者经常表现出无助感，所以治疗者会帮助患者通过学习有用的技巧（比如社交技术，直言技术），来提高患者面对各种情境的信心。由于焦虑症患者特有的认知方式（容易把模糊的刺激解释为威胁，容易过高估计消极事件发生的可能性），认知疗法常常被用来改变患者的认知方式。

④ 药物治疗，抗焦虑药物是最常用的治疗焦虑症的方法。但是抗焦虑药物有很多副作用，而且抗焦虑药物往往有成瘾性，停止服用后，症状会重新出现。所以，药物治疗要慎重。

三、意志低落

执行任务受挫是海勤人员意志低落的重要原因，应尽量减少造成挫折原因的出现或缩小后果，并积极引导人员在挫折面前采取正确的态度和行为，改变错误的态度和行为。

（1）分析原因，正确引导　当执行任务受挫时，应及时根据具体情况找出任务受挫的原因，是不可抗拒因素引起的，还是自身工作不足引起的。正确看待人员的正常宣泄，引导大家把内心的想法说出来，从中找出工作的不足和问题，加以改进，采取相应措施，把消极因素变成积极因素，坚定必胜信心，振作精神，努力扭转被动局面，摆脱困境完成任务。

（2）提高海勤人员对挫折的容忍力　对挫折的容忍力即对挫折的适应能力，包括两方面内容：身体的承受力和意志的承受力。身体的承受力可以通过体育锻炼和专业技能训练来提高；对意志的承受教育力的提高主要通过提高觉悟和思想认识来实现。人对挫折的容忍力，像其他心理品质一样，也是可以通过学习或锻炼而获得的。要提高挫折的承受阈值，锻炼对挫折的适应能力，平时可以有意识地创设一定的挫折环境，对海勤人员进行加强意志、魄力和挫折的训练，最终使其能经受住残酷的打击。

（3）指导海勤人员掌握平衡心理的方法。

① 自我宽慰法　用生活中明智的思想或感人的事例宽慰自己。自我宽慰是人的精神活动的动力源泉之一，合理有效的自我宽慰，能使人们在痛苦中振作起来。

② 自我宣泄法　在受挫折时，人的心理处于压抑的时候，通过合适的方式有节制地发泄，如写信、找人交谈，诉说自己的苦衷，听听别人的意见和开导，以此来排解不良情绪的困扰。

③ 自我转换法　在挫折中产生不良的情绪，单靠消极地躲避是不行的，有效的方法是积极地转移，设法使自己的思绪转移到更有意义的方面上。通过阅读、参加集体活动、帮助别人做事等，使自己置身于有趣、开阔的环境中。

④ 举手疗法　举手疗法对情绪发挥调节作用，能够改善人际关系敏感，增加幸福感，提高自信心。并能使经络气血畅通，得到身心健康的双重效果。举手过程中上肢肌肉群得到锻炼，持久举手兼有意志锻炼。举手的同时，"意识扩散"体验当下的觉知。

实施方法：身体端坐在椅子上，两只手臂往身体两侧悬空平举，每次20分钟。开始时，调整呼吸，整理思绪，"意识扩散"，尽可能做到心无旁骛。不可同时看书、聊天、看电子设备等，举手时手心的方向任定。明确告知内心越专一，越放松，效果就越好。鉴于干预初期，部分人有举手疲劳感，劝其主动适应。

四、人际关系紧张的干预

引起海上作业人际关系紧张的因素是多方面的，有个体心理差异，有社会文化因素，也有交往技巧因素及工作环境因素等。舰船上各种仪器设备产生的噪声、震动直接干扰海勤人员的言语交流，同时会影响身心健康，导致海勤人员产生消极情绪反应，从而影响相互交流。同时，海勤人员性别单一，缺乏交往好奇心，信息闭塞，话题陈旧单一，均影响着人员之间的交流和交往。海勤人员远离亲人，可以交往的对象，就是身边的人，如果不能处置好与周围人的关系，生活中缺乏朋友，就会时常感到很孤苦。社会心理学研究表明，一个人在自己的工作和生活中，如能和谐地处置好人际关系，不仅能给工作、学习和生活带来帮助，还能促进个性发展和心理健康，产生积极的影响。因此，必须重视提高海勤人员人际交往能力，使其学会为人处世，学会说话办事，营造一个友谊和谐的良好氛围。

（一）开展人际交往指导训练

提高海勤人员人际交往能力。针对个人交往中的问题开展人际交往训练，如训练交往中的自我表达，训练交往中他人若有不合理要求，指导相关人员在非原则问题上学会谦让，适当遵从他人的意见，积极寻求人员之间的共同点，以共同点为媒介，发展扩大相互间的关系，热情待人，真诚相待，形成良性循环。

（二）指导海勤人员掌握人际交往技巧

人际交往中需要运用很多的技术和技巧，如说话的技巧、倾听的技巧、沟通的技巧、解释的技术等。

1. 学会倾听

如谈话或聊天时，要对谈话的主题表现出兴趣。打消对方的疑虑，鼓励对方讲话，并且在别人说话的时候，要认真倾听，目光要与对方交流，不断表示认可，比如说"对""是的"或点头等。不要有多余的动作，如玩弄物品、整理衣服等。适当重复对方的话语，比如朋友说"我很生气"，你可以重复一下"你当时确实特别生气"。在沟通过程中要注意沟通的开放性，一定要敞开心扉，彼此信任，沟通中要放下手机，专注地看着对方，缓慢点头，和对方实现同频共振，在沟通的过程中尽量提一些建设性的建议，而不是提意见，因为人们都不愿意被否定，因此不要说对方错了，而是要说这样做效果可能会更好些。

2. 表示友善

要主动向他人表示友善，即使是不同意对方的意见，也应该对他本人表示友善，不要因为对方说了一句不得体、不恰当的话，就否定了他的人格。尊重对方，并不代表就是肯定他的话，你同样可以委婉地说出自己的不同意见。缺乏谈话经验的人，一听到自己不喜欢的话，立刻就表现出不快和不满来，这样只会把彼此的关系搞僵，失去了继续交谈、深入了解的机会。要注意及时准确地强化对方的友好表示和善意行为，人们都喜欢对自己好的人，当别人主动示好时，要及时强化，表现出惊喜、感动或高兴等。

3. 适应他人

和自己趣味相投的人在一起聊天，人们都会感觉到话题多，但有的人一遇见趣味不相投的人就感到别扭，提不起谈兴，不想开口。如果仅凭着自己的脾气爱好去和别人交流，那么真正投机的人就相当少了。与人谈话时要多关心别人，应重视别人的兴趣，无论他是你的上级、同级或是下级，都应表现出尊重。喜欢高谈阔论的，多给他一些发挥的时间；满腹经纶的，让他尽情宣泄；守口如瓶的，由他吞吞吐吐；失意的，多给予一些安慰与同情；软弱的，多给予一些鼓舞和激励。如果对方对某一话题兴趣强烈，就让他在这方面继续发挥；如果对方对某一话题不想多谈，就及时转换话题。如果与对方在某一问题的看法上发生了分歧，不要把自己的观点强加给对方，对自己的意见应表示出一种"可能会有错"的态度，虚心听取别人的意见，关心别人的感受和反应。尊重对方并不会贬低自己，相反地，一个善于适应、懂得关心尊重他人的人，同样会得到别人的关心和尊重。

4. 学会幽默

幽默也是人际交往中重要的社交技巧，在生活中我们能遇到这样一些人，只要他们一说话，就能把人逗得开怀大笑，大家一有闲暇时光，就喜欢凑到他周围听他说话。这就是幽默的魅力。幽默是语言的调料，有了幽默，什么话语都可以让人觉得生动有趣、回味无穷。许多人天生就具有幽默感，但对于更多的人来说，幽默感需要后天的训练和培养来获得。

（三）指导海勤人员调控好个人情绪

1. 表达情绪

通过写日记、绘画方式表达自己的情绪，发泄情绪。其实写日记就是一种自我倾诉，将自己的痛苦、烦恼或喜悦都写出来，想表达什么都可以，这样就可以把自己的情绪表达出来了，让自己的情绪有一个出口，就可以轻松地和他人相处。

2. 合理宣泄

感觉心情压抑、郁闷时，可以唱歌、运动、游戏等方式宣泄释放情绪，在合适的时间、合适的地点进行合理的宣泄，可以大声地喊、大声地哭、使劲地跑，将长期压抑的情绪宣泄出来。

3. 培养兴趣

培养兴趣爱好，丰富业余生活，比如听音乐、学跳舞、学画画、练书法、看书等，通过这些活动，舒缓烦躁、郁闷的情绪，在海上这个特殊环境中找到自己喜欢的方式培养自己的兴趣爱好，用它来调节自己的情绪，让自己的心情平静下来。

（四）进行职业适应团体心理训练

根据海勤人员心理健康和存在的实际人际关系方面的问题需求，针对性地进行团体训练，如"击鼓传花""梅开几度""信任背摔""不倒翁""猜猜他是谁"等项目，增强海勤人员的集体意识，提升相互的信任感，使海勤人员在完成共同的训练项目中观察、学习、体验、领悟，从而认识自我、探讨自我、接纳自我，调整和改善和他人的关系。

五、睡眠障碍处置

睡眠-觉醒周期是人体的基本生物节律，对保持生物体的内稳态平衡、认知功能、物质代谢、内分泌-免疫系统的修复和完善具有重要的作用。睡眠是人体的重要需求，睡眠障碍严重影响着海勤人员的生活质量和作业效能。可通过系统调整逐渐延长夜间的睡眠时间；在觉醒的时间感到精神振作，精力旺盛；使自己不再因担心失眠而难以入睡；恢复安宁规律的睡眠。心理因素是导致睡眠障碍的重要原因，如果能够自我调节心理活动，它也可以成为克服睡眠障碍的有力武器。当海勤人员出现入睡困难、早醒、白天精力下降、睡眠感觉障碍、睡眠质量差等情况可以进行以下干预。

（一）调整作息规律

晚上睡眠不好，有可能是白天睡眠时间长的原因，因此，无论有无要求，都要养成按时起床的习惯，还可以通过取消或缩短午睡来改善晚上睡眠，这样晚上往往更容易入睡，睡眠也会更深。

（二）改善生活习惯

晚饭不吃得过饱，晚上不喝茶、不喝咖啡、不饮酒，睡前不吃东西、不喝水、不抽烟。这些都是有利于睡眠的好习惯。

（三）进行体育锻炼

白天进行适当的体育活动，既可以提高身体素质，又可以改善心情、调节情绪，使得晚上更容易入睡。需要注意的是，活动量不宜过大，躯体的过度疲倦也会影响到睡眠。

（四）放松情绪法

失眠固然不好，但失眠本身的危害远不如对失眠的恐惧与忧虑所造成的危害大。对失眠的恐惧与忧虑，会产生恶性循环的精神交互作用，即失眠-恐惧-紧张-失眠加重-恐惧加重-紧张加重-失眠更重……因此失眠后，放松情绪，冷静地接受现实至关重要。同时要认识到：失眠时，只要能做到心身放松，即便是整夜不眠，也无大碍。

（五）微笑导眠法

平卧静心，面带微笑，行 6 次深而慢的呼吸后，转为自然呼吸，每当吸气时，依次将注意力集中到以下部位：头顶-前额-眼皮-嘴唇-颈部-两肩-胸背-腰-腹-臀和双腿-双膝和小腿-双脚。并于每一次呼气时，默念"放松"，对注意力集中部位进行放松，待全身放松后，就会自然入睡，必要时可重复

2～3次。

（六）逆向导眠法

对思维杂乱无法入眠的失眠者，可采取逆向导眠法。就寝后不是去准备入睡，而是舒坦地躺着，想一些曾经历过的愉快事件，并沉浸在幸福情景之中。若是因杂念难以入眠时，不但不去控制杂念，反而接着"杂念"去续编故事，而故事情节应使自己感到身心愉快，故事的篇幅编得越长越久远越好。这些有意的回想与"编故事"既可消除患者对"失眠"的恐惧，也可因大脑皮层正常的兴奋疲劳而转入保护性抑制状态，促进自然入眠。

（七）药物治疗

睡眠障碍严重者，可适当应用催眠类药物，如地西泮、艾司唑仑、

六、情感失衡的处置

情感失衡是海勤人员较为严重的心理障碍，必须高度重视，及时采取调试手段，转变这种不良影响的蔓延。

1. 增强任务公开性

除了特殊情况之外，对于执行任务的性质、数量、方向，以及危险性、艰巨性和人员、时限要求等，要及时地、公开地向大家宣布清楚，做到人人心中有数。

2. 领导干部示范激励

海勤指挥人员工作中要注意自身的语言和情绪，不能因自身言行不当造成人员情绪波动，使自己工作被动。接到任务要镇定自若，仔细分析任务的危险程度，寻找相应对策，认真向执行任务的人员说明完成任务的有利条件，鼓舞大家树立完成任务的信心。在选择技术优良人员执行艰巨任务时，要告诉执行任务的人员为什么选择他们，指出他们的技术优势是安全有效完成任务的保证，是组织的信任，也承担同志们的重托。在执行危险较大的任务时指挥员应亲自带队，在排除险情的时候身先士卒，自身起带头作用，用语言和行动激励其他人。

3. 合理计划分工

执行大项作业任务的人员承担着巨大的心身压力，不能让一些人员总是执行危险性较大的任务，要掌握人员的心理承压限度，合理调节，适当分配，甚至要轮换执行不同的任务。要让大家明白，危险艰巨的任务总是要有人执行的，这次是别人，下次可能就是你。

4. 引导换位思考

牢骚的根源在于不满，而不满很多时候是因为了解太少。所以说，指导相关人员学会换位思考，增进彼此的了解和支持，是防止牢骚心理的又一有效途径。首先，海勤人员要抛开个人的小圈子，要摆正自己的位置，牢固树立"主人翁"观念，本着共同发展的原则，积极支持和配合集体的工作。其次，要多从自己身上找原因，才能更加清楚地看到自己的不足，正确地对待失意和挫折。第三要多从他人角度看问题，真正理解别人的难处和苦心。

5. 建立良好的集体氛围

引导海勤人员互相支持、互相关怀。从各个方面给予支持和关心，群策群力协助执行任务的相关人员做好准备工作。如邀请曾经执行过此类任务的人员介绍经验，使准备执行任务的人员做好应对各种突发事件的心理准备等。

6. 舒缓紧张情绪

在任务准备阶段和结束后，利用业余时间开展文体活动，如唱歌、球类活动等，组织大家积极参与，增进了解，缓解对执行任务的不安情绪。

7. 引导自我调适

教会海勤人员学习掌握必要的心理调适方法，针对具体任务，将一些心理调适方法运用到实际工作中，甚至可以在执行任务的各个阶段选择有效的方式进行。如深呼吸法，深慢吸气后略作停顿，再缓缓呼出，一个呼吸周期8～10秒钟，持续2～3分钟即可见效，休息时做深呼吸放松可闭上眼睛，配合想象令人放松的情景，会有更好的效果。数数法也可随时进行，从1开始数数，数数时应专注于数字的变化。休息时可运用渐进放松法：闭上眼睛，用意念使自己的全身肌肉先紧张、后放松，放松时可沿从上到下、从躯干到四肢的顺序进行。海勤人员也可以多方面培养自己的兴趣爱好，寻找自己喜欢的事物来转移注意力，如阅读、有规律的体育锻炼，让自己有张有弛。

七、群体恐慌处置

当发生重大事故时，在面对伤亡后引发的群体恐慌实质是一种群体的焦虑与恐怖，并伴随相应的逃避、寻求保护等一系列非理智行为，群体恐慌具有发生突然、传播速度快而广的特点。

（1）恐慌是人对事物的一种反应形式，当一个人面对事件而又没有足够的信心和能力去处置时，恐慌情绪便产生了。适度的恐慌能提高人的兴奋性，使人在遇到危险时及时逃避。过分强烈的、持续过久的恐慌，则会使焦虑者产生难以忍受的痛苦，并妨碍他们发挥正常功能，即医学上所说的病态。避免在重大伤亡后引发群体恐慌，重点发挥主流媒体的作用进行正面宣传，起到稳定人心的作用。对从众心理过强群体（"易感人群"）的恐慌，要找到"领头羊"坚决予以制止。要保护那些易感人群，用科学的知识，提高他们对恐慌事件的认识，增强其识别和应对恐慌事件的能力。

（2）发生重大伤亡后引发群体恐慌时，可以团体治疗为主，根据个体的情况及时避害，选择治疗的方法。

① 认知疗法：充分认识事故发生的残酷性和难以预知性，达到情绪稳定、应用成熟防御机制度过恐惧。

② 情绪转移疗法：可采用个人和集体治疗的形式，选择士气鼓舞、凝聚力提高及缅怀等方式让悲痛情绪升华为力量。

③ 放松疗法：有意识地控制自身心理、生理活动，降低交感神经活动兴奋性和对抗紧张反应，使精神放松、肌肉松弛。实施者坐在椅子上，头后靠，双手放在大腿上，两下肢分开约与肩宽，腰背部放在最舒适的位置。肌肉的放松，从足部开始，依次为小腿、大腿、腹部、胸部、上肢，直至头部，用鼻呼吸，要意识到自己在呼吸，当呼气时静默保持被动。松弛状态维持10～15分钟，全身肌肉放松2～3分钟，每天训练1～2次。

④ 支持与安慰：构建良好的支持系统可增加信心、勇气与胆识。对于焦虑过于严重者可适当地口服镇静剂，既可缓解症状也可保持体力。

八、悲观情绪的处置

海勤人员受伤后产生悲观情绪反应的严重程度并不一定与事件的强度成正比，也就是说个体对自身受伤的反应有很大差异，即相同的刺激引起的反应是不同的。个体的个性特点、对身体伤情的认知、社会支持状况、既往的健康状况、个人的适应能力等都会影响悲观情绪的产生。处置原则是及时、合理地进行干预。当出现急性应激反应时可根据个体的情况及时避害，选择治疗的方法。

（1）保证充足的睡眠与休息，保证基本的饮食和营养。

（2）情绪转移疗法　可采用个人和集团体心理治疗的形式，如个案咨询、体验式团体心理行为训练。

（3）现实疗法　用真诚、理解、尊敬的态度对待反应者，让其体验到自身价值感，干预者与被干预者一起分析无效、无益及不适的情绪与行为，强调个体行为的责任，制订有建设性的行为方案，接纳自我，以便有效控制生活，体验到成功的统合感。

（4）放松疗法　是有意识地控制自身心理、生理活动，降低交感神经活动兴奋性和对抗紧张反应，使精神放松、肌肉松弛。可应用正念减压疗法，使相关人员选好放松的姿势，按照"1-2-3-4"用鼻腔慢而深地吸气，屏住呼吸，稍加停顿后呼气，自然缓慢地把空气呼出来。

（5）支持与安慰　鼓励相关人员不要自我疗伤，隐藏自己的感觉，试着把情绪说出来，并且让周围的人一起分担悲痛，试着一起聊聊天，说说话，注意多休息，不脱离集体生活，给自己一点恢复的时间。在伤痛过去后，让生活尽量恢复正常。帮助其构建良好的支持系统，给予良性信息，可增加信心、勇气与胆识。

（6）脑-行为优化整合训练法　多通道感觉整合是中枢神经元信息处理的重要特征之一。已知多感觉道会聚和整合存在于所有高等动物，特别是听觉和视觉通道的会聚和整合，是通过单模态神经元和多模态神经元实现的。单模态神经元是指只接受一种感觉信息的一类神经元，多模态神经元是指接受两种以上感觉信息的一类神经元。皮层常见的听-视双模态神经元主要分布于次级听皮层和次级视皮层的交界处。为了使大脑在复杂信息输入条件下正确运作，做出适应外界复杂事物和环境变化的认知、情绪和行为反应，多通道信息优化整合则是关键之一。该训练可改善海勤人员不良情绪和无助感。

实施方法有如下两种。

穿针法：在板材上按 1 厘米×1 厘米的格式均匀地打孔，针穿线后，单臂平举，手持线一头，针呈垂直态，针尖穿入板孔。效果以每十分钟穿入成功率为评定标准。

单手平举乒乓球-阅读法：手持乒乓球拍，球拍上置乒乓球，臂平举。另一手手持阅读文本大声朗读；每次训练 40 分钟，每天 2 次以上。

九、生存忧虑

人类抵御恶劣刺激的心理防卫方式有积极的，也有消极的。就是同一种方式，不同的挫折情境或不同的人，从不同的角度使用，也会产生完全不同的效果。

（一）海勤人员生存忧虑产生的原因

（1）工作环境　长期的紧张、疲劳及海上作业环境等。

（2）个体因素　人格素质、意志力量、个人社会经验、防御方式及思想准备等。

（3）个人、集体支持系统构建　海勤人员之间彼此信任、理解程度，人际关系紧张，团队凝聚力及家庭人员的期望等。

（4）急性应激反应出现的负性情绪没有及时疏泄、合理地干预治疗。

（二）海勤人员生存忧虑干预方法

凡是建立合理成熟的心理防卫机制的人，保持心理健康的能力比一般人要强得多。

1. 指导海勤人员进行积极的自我暗示

自我暗示是一种用内部语言或书面语言形式来自我调节情绪的方法。暗示对人的情绪乃至行为有奇妙的影响，既可用来松弛过分紧张的情绪，也可用来激励自己。要使自己振作起来，如在心中经常默念"别人能行，我也一定能行""我能做好，我有信心""别人不怕，我也不怕"等，在很多情况下此法能驱散抑郁、焦虑、怯懦和恐惧，使自己恢复快乐和自信。

2. 合理宣泄人的情绪

处于压抑状态时应加以合理地宣泄，这样才能调节机体的平衡，缓解不良情绪的困扰，恢复正常的情绪、情感状态。苦闷时，找一个无人处痛痛快快地哭一场，找亲朋好友倾诉一番，或者以写日记的方式倾诉不快。宣泄、倾诉，对释解压抑、焦虑、伤心、悲痛等情绪有奇效，但应该注意掌握适度，注意方式和对象。那种一有怒气就大动肝火，一有痛苦见到谁都大哭大诉，一有激情就蛮干一通的做法，并不能把不良情绪真正发泄出去，反而会带来新的更大的烦恼。

3. 培养兴趣，转移注意力

头脑中有一个不良的兴奋点，这时如果另建一个新的兴奋点，就可以抵消或冲淡原来的兴奋中心，不良的情绪就可以逐渐平息，当情绪不佳时可以听音乐、打球、打扑克、下棋、找朋友聊天等，切不可钻牛角尖，沉浸在不良情绪中不能自拔。

十、慢性应激反应的处置

长期海勤人员，或常远航人员心理长时间处于应激状态，具有低活度的生理状态和退缩的征象，即出现慢性应激反应。

（一）原因

（1）持续存在的应激因素　噪声、震动、狭小的空间，封闭的信息等特殊的环境因素，及夜间值班导致的睡眠节律的紊乱、疲劳及气候影响等均是海勤人员慢性应激反应的因素。

（2）个体因素　人格素质、意志力量、个人社会经验，防御方式及思想准备，失去目的感，由于长期紧张产生没有尽头的感觉，以前存在神经症或性格障碍等。

（3）支持系统构建　指海勤人员之间彼此信任、理解程度，人际关系，集体凝聚力，集体精神士气水平及家庭人员的期望等。

（4）在海上事故医疗救护中的急性应激反应出现的负面情绪没有及时疏泄、合理地干预治疗。

（二）干预方法

出现慢性应激反应时可根据个体的情况及时避害，选择治疗的方法。

（1）放松训练　冥想放松法可以降低身体的唤醒水平，达到宁静状态，通过冥想，让思想自然浮现，只做觉知和跟随，不做评判和反应，提升自我认知，强化活在当下的状态，通过冥想放空身心，进入深度宁静和自在的状态，提升机体知觉能力，增强幸福感。

（2）心理柔韧性训练　心理柔韧性是个体灵活适应外界各种环境，在良好的适应过程中应对应激与抚平创伤的能力。具有良好的心理柔韧性的个体，往往拥有积极的人生态度，也有利于遭遇重大创伤或应激之后的心理状态恢复与挫折后的成长，表现为积极情绪与积极应对。

训练周期4周，训练分集中授课与实践训练两部分，围绕意志品质、注意力、能量管理及合理思维进行训练。

（3）多功能身心平衡调控技术　多功能身心平衡调控技术同时采集心率和皮电两个信号，构建复合型生物反馈模型，更为全面精确地表达使用者训练状态。使用者能够实时观察到生理和心理指标，逐步达到最佳状态，将正常属于无意识的内脏生理活动置于意识控制之下。通过生物反馈训练可获得良好的情绪认知并提高情绪管理意识，以及建立新的行为模式，使植物性神经系统获得良性条件反射，从而能够自主平衡心理与生理的活动。

（4）运动疗法　通过如跑步、打球、登山、游泳等体育锻炼，注入积极的情绪资源，也可进行瑜伽、太极等运动疗法，将流体运动与深呼吸和精神集中结合起来，诱导情绪平静。

（5）加强社会支持　加强知己、朋友、同事与家人等关系密切的人的情感支持。

十一、反应性精神障碍

反应性精神障碍是在强烈应激事件作用下急剧出现的症状，与反应应激事件内容有关，伴有相应的情感体验，是预后较好的一种精神疾病。病程一般较短，持续数小时至1～2周后可恢复正常。反应性抑郁和偏执可持续数月，但不超过 6 个月。预后良好，不导致精神衰退或人格缺陷，且很少复发。

（一）产生原因

（1）精神因素　这是导致本病发生的直接原因。急剧的精神刺激因素常是使患者惊恐或对其有威胁性意义的事件，如发生重大事故，身边的同事伤亡等，导致持续的精神紧张、持久而沉重的内心矛盾和情绪负担，精神因素必须具有足够的强度，才能造成患者的强烈怀念情绪反应，失去自我控制能力，行为和思维受病理情感的支配呈现出各种精神症状，甚至意识障碍。

（2）性格特征　敏感、多疑、懦弱者易发病。

（3）其他因素　在受伤后、过度疲劳等躯体功能削弱的情况下易发病；患者的内心冲突程度又与其心理社会背景（如文化教育程度、爱好、愿望、价值观念等）有关；有家族精神病遗传史者易发病。

（二）干预方法

1. 精神治疗

（1）尽可能地除去精神因素，脱离引起精神创伤环境，保证充足的睡眠，有的在充分睡眠之后，不需要做特殊治疗，症状就迅速消失。

（2）给予支持性心理治疗，鼓励、安慰，以求得其主动配合治疗。

（3）多媒体生物反馈治疗　可调整大脑的功能，减轻失眠、头痛等症状，改善记忆力，缓解不良情绪。该治疗是根据生物反馈原理，利用现代高新技术，患者接收外部信息形成反馈，经过特殊训练后，进行有意识的"意念"控制和心理训练，通过学习达到影响大脑功能、消除病理、恢复身心健康的过程。刺激信息引起感知觉进入大脑，经过大脑处理传入电脑进一步引发刺激信息的变化，再进入大脑循环往复。与一般生物反馈不同的是本仪器的最终效应器官不是血管或内脏，而是大脑生理活动。

（4）智能心理多功能减压治疗　主要是进行心理减压、情绪放松、状态激励、心理恢复等。智能心理多功能减压是以音乐放松训练为基础，叠加包括 α 脑波灯光刺激诱导、香薰放松、氧疗生理调节、色彩情绪调节、动感韵律按摩放松、负离子净化、音乐随动等八大放松模式，采用多道生理传感器分析生理指标，更灵敏正确地判断人体紧张度，更高智能化地控制、切换各种放松模式，营造更利于人体放松的环境。

（5）3D 心智群体心理放松训练　利用 3D 素材中的自然风光，可以迅速缓解压力和负面情绪，镇定焦虑头脑，安抚疲惫心灵。其原理是通过选择有针对性的训练素材，借助 3D 多媒体影像效果，使训练者身临其境，产生强烈的融入感和心灵震撼，从而提升训练者潜能。

2. 药物治疗

对急性起病、兴奋激动或偏执症状为主者，选用抗精神病药物治疗，如肌内注射或口服氯丙嗪、氯氮平、氯普噻吨（泰尔登）或氟哌啶醇等；抑郁症状突出者可选用丙咪嗪、氯丙咪嗪、阿米替林、多塞平、麦普林等抗抑郁药；催眠镇静剂或苯二氮䓬类抗焦虑药可使患者镇静，消除紧张、恐惧、焦虑等情绪反应，保证睡眠，有利于精神治疗。

3. 电针治疗

仅适用于有严重消极观念、自杀企图或过度兴奋者，一般治疗 2～4 次即可使症状缓解。治疗时应加强护理，防止意外。

4. 中医治疗

疏肝理气解郁的中药方剂适用于抑郁症状明显的患者；对反应性木僵可针刺太冲、人中、少商、隐白等穴。

第六章

海勤人员人心理应激日常防护

第一节　心理健康概述

心情是我们日常生活中非常熟悉的体验，愉快的心情可以使人信心倍增，让人的思想变得敏捷，行动有力，遇事向着"积极"的方面思考；沮丧的心情让人变得消极，思想迟钝，行为迟缓，遇事容易向"消极"的方面思考。过于兴奋和低落的情绪都会对人体和行为产生影响。所以，健康的心理状态显现着特殊的意义。海勤人员的使命担当要求该群体必须具有不屈的坚强意志，严格遵守纪律的意识，良好和谐的人际关系。

一、心理健康的概念

心理健康是指一种持续的积极发展的心理状态，在这种状况下主体能做出良好的适应，能充分发挥身心潜能，不仅是没有心理疾病。从这一概念可以看出，心理健康含有两层含义。其一是没有心理疾病，这是心理健康最基本的含义，如同身体没有疾病是身体健康最本质的含义一样，它意味着要消除一切不健康的心理倾向，使个人的心理处于最佳状态。

心理健康有无具体的标准呢？心理学是一门古老而又年轻的正在发展中的学科，许多心理现象和规律尚处于未知或知之不多的阶段，同时又受不同的社会文化背景、民族特点的影响，致使迄今尚无世界各国、各民族公认的科学的标准体系。因为人类迄今还难以像检查躯体健康那样检查心理健康。

二、心理健康的基本特征

1. 智力正常

根据世界卫生组织规定，正常人包括青少年和儿童在内，其智商必须在85 以上（韦氏儿童智力量表规定，智商在 80 以上），这是智力正常的最低要求；70～79 是智力缺陷的范围，属心理缺陷；70 以下则属于低能，在心理疾病范畴；智商超过 130 为智力超常，但亦属心理健康范畴。

2. 适应良好

这是指个体能够根据客观环境的需要和变化，通过不断调节自己的心理行为和身心功能，达到与客观环境保持协调的和睦状态。

3. 人格健全

健全的人格是指构成心理健康的重要因素，如气质、能力、性格、理想、信念、人生观等各方面要能保持平衡、健全的发展。

4. 情绪稳定

心理健康者能保持愉快、开朗、乐观的心境，对生活和未来充满希望。虽然也有悲、忧、哀、愁等消极情绪体验，但能主动调节；同时能适度表达和控制情绪，做到喜不狂、忧不绝、胜不骄、败不馁。

5. 意志健全

衡量一个人意志品质的高低、强弱、健全与否，取决以下四种心理品质：自觉性、果断性、自制自控性、坚韧性。坚持自己的决定，为达到目标百折不挠，克服困难。

6. 心理特点符合生理年龄

心理特点符合生理年龄有两方面的标准，一是个体的实际年龄必须与心理年龄、生理年龄相符；二是个体的不同心理发育期应表现出与该时期身份、角色相符合的心理特征。

三、海勤人员心理健康的特征

海勤人员心理健康的特征与一般人是一致的。但由于海上作业任务特殊，要求严格，因此在具体内容方面多一些要求。

（1）智力中等或中等以上，能保持高效的工作状态。

（2）适应生活，有良好的应变能力。

（3）人格健全，积极向上，精力充沛，心胸开阔，热爱集体。

（4）有正确的人生观和价值观，乐于奉献。

（5）意志坚定，毅力持久，行为果断，有较好的自制自控能力。

（6）情绪稳定，乐观开朗，具有一定的抗应激能力。

（7）充分了解自己，有自尊心，奋斗目标切合实际。

（8）乐于交往，善于合作，能够保持和发展融洽的朋友情谊。

（9）善于学习。

四、海勤人员良好"自我"意识的树立

人的一生始终在寻找自我，实践自我，超越自我。自我意识在人格形成中占有重要地位，健全的自我意识，是人全面发展的重要途径，也是心理健康的有效保证，海勤人员如何建立良好的自我意识呢？

（1）正确认识自我　作家约翰保罗说："一个人真正伟大之处，在于他能够认识自己。"如果一个人对自我有一个全面正确的认识和评价，就能根据自己的实际情况，扬长避短，选择相应的目标为之奋斗。

（2）积极悦纳自我　悦纳自我是发展健全自我的核心和关键。悦纳自我就是无条件地接受自己的一切，包括缺点。自己肯定自己，尊重自己，喜欢自己，才能感受到价值感、自豪感、满足感。

（3）有效控制自我　自我控制是人主动定向地改变自己的心理品质、特征及行为的心理过程。自我控制力强的人能坚定自己的意志，经受挫折和打击。

（4）努力完善自我　加强自我修养，塑造和完善自己，是健全自我意识的终极目标。要从点滴小事开始，根据社会需要和个人特点，全力发挥自己。要注意反省、总结、提高，使自我一步步得到扩展和深化。

五、海勤人员心理健康状态的保持

心理状态对海勤人员的工作、生活的影响是多方面的，它直接影响到个人的工作质量和生活质量。那么，海勤人员应如何保持心理健康呢？

（1）要有正视现实的勇气　当今社会是一个竞争激烈的社会，在激烈的竞争中，遭受失败是难免的，应该勇敢面对，而不是逃避。

（2）要悦纳自己，自尊自爱　每个人都有自己的优点，也有自己的缺点，要正确地评价自己，不要把抱负定得过高，因无法实现而郁郁寡欢，也不要凡事追求尽善尽美，因一点偏差而止步不前。要对自己定出切实可行的目标，这样才能在不断享受到成功的喜悦中树立信心，保持良好的心态。

（3）要适当控制和发泄自己的情绪　如果遇到了伤心哀痛又不能挽回的事，不妨痛痛快快地发泄出来，甚至哭一场。但同时还应学会控制自己的情绪，因为个人情绪是个人的体验，社会和本人周围的人没有随着你的情绪而确定各自行为方式的义务。所以，需要注意的是，情绪的发泄和控制都要适度。

（4）要营造一种良好的人际关系　人是社会的一员，如果脱离了社会和人群，个人将无法正常生活下去。所以，在与人交往时要注意接受和悦纳他人，多一些同情、友善、信任、尊敬，少一些嫉妒、畏惧、敌视。

（5）要树立精神支柱　一个人如果没有精神支柱，不知道自己为什么而活，活着干什么，就会觉得空虚无聊，被一点点困难吓倒。

（6）要有自强不息的品格　放眼社会，凡是具有乐观、积极、进取精神的人，凡是热爱和专注于自己的工作和事业的人，大都有一个好的心理状态。反之，只有保持一个良好的心理状态才能事业有成、生活幸福，所以我们要积极投身到工作中去，努力发挥自己的才智，争取最大的成就。

（7）要学会独立自主　一个人应对自己的生活负责。而要对自己负责，就不能把希望寄托在别人身上，过分依赖他人。要学会独立自主，自己主宰自己，遇事要有自己的看法、观点。

（8）要培养广泛的生活情趣　美学大师朱光潜认为，一个人的情趣越丰富，生活也越美满。在现实生活中，多读、多听、多看的确可以激发人的智慧，充实人的心灵，排除烦恼和郁闷，保持乐观、愉快的心境。

六、海勤人员心理健康维护能力的提高

海勤人员受家庭环境、工作和学习环境、社会环境因素及海上作业特殊作业环境影响，要想常保心理健康，至少需要提高适应能力、承受能力、控制能力、社交能力和康复能力。

（1）适应能力　对环境的适应能力是人赖以生存的最基本的条件，对不断变化着的环境能否做出良好的反应，是心理健康水平高低的重要标志，海勤人员的职业特点就是流动性大，应对的突发事件多，在到达一个新环境时，能否立即适应，随遇而安，处乱不惊，至关重要。如果到一个新环境就紧张、焦虑，遇到新情况就束手无策，自然无法顺利完成各项任务。所以，提高适应能力，是预防心理疾病、完成各项任务的关键之一。

（2）承受能力　承受能力是指人对心理应激的承受和抵抗能力。人生活

在社会中，经常会遇到各种情感打击，如亲人亡故、亲属下岗、家庭成员遇到各种灾难或涉法问题等。舰船发生事故或意外事件，特别在亲眼看见同事伤亡后，所受的情感打击更大。如果不能理智对待，长时间处于恐惧、痛苦之中，必然会诱发心理疾病，削弱战斗力。所以在平时就必须加强锻炼，培育豁达的胸怀，提高对各种挫折的抵御能力。

（3）控制能力　当受到挫折、遇到紧张场面和问题时，能否始终使自己的行为合乎规范，是心理健康的重要组成部分。海勤人员在平时的工作、训练中，经常会遇到各种矛盾和问题，在这些复杂的情况和场合下，能够善于控制自己的情绪，不因微不足道的小事而动怒，甚至产生不良动机，这点至关重要。近年来，某些单位发生的一些案件、事故，许多是因为一句话不顺耳、一件事不顺心而诱发的过激行为。所以，只有重视培养深思熟虑、沉着冷静、先思后行的自控能力，才有助于心理健康。

（4）社交能力　社会交往是人类社会存在和发展的基础之一。适度的社会交往、良好的人际关系，是一个人在社会生活中所必需的。与领导和同事之间要建立相互信任、相互尊重、平等相处的关系，营造一个良好的精神环境，在遇到各种问题和困难时能够迅速赢得他人的支持帮助，是非常重要的。

（5）康复能力　即一个人在遭受心理应激所造成的创伤之后的自我修复能力。海勤人员生活在社会中，不可能不受到一点心理刺激，也不可能对一切心理刺激无动于衷，有时在强度较大的心理刺激下会出现暂时性的行为偏离，甚至悲观、厌世。如果能采取科学的方法进行自我调控，尽快走出低谷，就会给受伤的心理以及时的修复，不至于出现心理障碍甚至心理疾病。

第二节　海勤人员良好人际关系的维护

一、如何更好地与人交往

海勤人员远离亲人，可以交往的对象就是身边的朋友，如果不能处理好与周围朋友的关系，生活中缺乏朋友，就会时常感到很孤苦。社会心理学研究表明，一个人在自己的工作和生活中，如能和谐地处理好人际关系，不仅能给工作、学习和生活带来帮助，还能促进个性发展和心理健康，产生积极的影响。因此，我们必须重视提高自己的人际交往能力，学会为人处世，学会说话办事，为自己营造一个友谊和谐的良好氛围。

一个人如果有与别人交往的意向，而别人却都不愿与之交往，那一般要从自己身上找找原因。比如，说话随便，不注意对象；对人缺乏礼貌，行为不检点；与人交往时，自以为是，盛气凌人；服装不整，为人邋遢；夸夸其谈，言而无信等。这些都不受人们欢迎。那么，如何才能更好地与人交往呢？

（1）热情待人，真诚相见　一个虚情假意、口是心非、傲慢无礼，甚至专门以看人笑话为乐的人，是不可能得到别人真诚友谊的。交友第一必须心诚。

（2）尊重别人，注意礼貌　与人交往首先从礼貌开始。在社交场合要多使用那些使人感到亲切的礼貌用语。如谢谢、请、对不起、劳驾等。即使与十分熟悉的朋友在一起，也不能开过分的玩笑、说过分的话，要从内心里确实尊重别人，理解别人的感受。

（3）积极主动，讲究信用　对领导布置的工作要积极主动地完成，对答应别人的事要尽可能兑现，一时不能兑现的要说明原因，千万不能糊弄别人或做牛皮大王。

（4）严于律己，宽以待人　交往中，要多看别人的优点，少看别人的缺点，一个不能容忍别人的人，很难与别人和睦相处。

（5）虚心学习，不耻下问　要拓宽自己的交往面，特别是要与高层次的人交往，就必须掌握丰富的知识，努力与他们缩短距离，所谓道不同不相为谋。

（6）加强联系，增强感情　朋友之间要多交往，多联系，因为感情是在密切交往中产生的，两个不认识的人不可能产生感情。朋友生了病，主动去看看；别人有了喜事，真诚地去祝贺一番；平时没有事，经常聊聊天，互相串个门，不要有事相求时才想起别人。

二、如何恰到好处地帮助别人

其实帮助他人，不仅仅是给钱给物或出点力气就行了，帮助人也是有学问的，有时候虽然你好心想帮助别人，别人却未必接受；有时候你挺费劲地帮助了别人，别人却未必领情。例如，有人不会做某件事，而你正好会，你上去帮他之前先说一句"你怎么这么笨"，那么你在帮助别人的同时，伤害了对方的自尊，炫耀了自己的能力，别人内心就不会领情。因此，要做到帮人帮到好处，还要讲究一点方式方法。

第一，对人帮助必须是真诚的。帮助人是一种给予，是一种奉献，应该是不计报酬，不存在前提条件的。如果你帮助人的目的是自己捞取名誉，或得到回报，那就成了落井下石或者趁火打劫，使助人这一美德变成了自私自利的行为。

第二，帮助人不要伤害他人的自尊。帮人是为了让别人得到，如果你在让他人得到的同时，又让他人失去，他人就会拒绝，因为人有着物质和精神的双重需要。

第三，帮人要帮到点子上。俗话说："要雪中送炭，不要雨后送伞。"别人需要的时候你不去指点或伸出援助之手，而事后却大提意见建议或给钱给物，这就是帮人没帮到关键处，会让人感到你的帮助无足轻重。

第四，不要炫耀自己的功劳。有的人给予了别人一点小小帮助，就会经常挂在嘴上，时不时拿出来吹嘘自己，这样的人十分招人讨厌，不仅受助者不会领情，以后别人也不敢再让他帮忙了。

第三节　海勤人员心理适应能力的提升

心理适应能力对人的工作非常重要，同样的环境，同样的遭遇，发生在不同的人身上，后果就不一样。为什么？这就是双方的心理适应能力不同造成的。

一、紧张生活的适应

海勤人员的生活特别是在执行任务时的生活节奏紧张，从早晨起床到晚上熄灯，训练、学习等一切活动都要踩着钟点，都必须在规定的时间内完成。因此，不少海勤人员出现紧张、焦虑，甚至失眠，引起情绪波动、心理烦躁、血压增高等生理心理变化，还影响工作、学习、个人进步和绩效。遇到这样的情况可以从以下几个方面做起。

（1）尽快熟悉新环境　目前的生活虽然紧张，但却井然有序，有规律可循。只要熟悉掌握了一天的工作和生活程序、规律以及制度，增加了预见性和主动性，就可以做到忙而不乱、紧而有序。

（2）学会做时间的主人　养成尽可能在限定的时间内完成计划的良好习惯。俗话说："一步慢，步步慢。"如果在遵守一日生活制度上总比别人慢半拍，难免会产生心理压力，从而延长了不适应期。

（3）加强技能技巧培养　熟练的技能技巧不仅能节约时间，更重要的是能减轻心理紧张度，因此，提高各种活动技能也能促进对紧张生活的尽快适应，如空闲时练习一下业务技能、熟悉一下仪器装备等。

（4）休息时间学会放松　比如，和朋友开玩笑、打打球、下下棋、唱唱歌等。

二、艰苦条件的适应

海勤人员工作生活艰苦，如果心理准备不足，会有一段时间的不适应。为尽快适应海上作业生活，可从以下几个方面做起。

（1）做好心理准备　做好吃苦准备，了解海上作业的生活和工作特点，了解岗位作业特点及要求，以做好充分的心理准备。

（2）端正工作动机　不同的工作动机会产生不同的工作态度，正确工作动机可以让海勤人员在执行任务时有良好的心态。如果参加工作的动机是为了尽义务、锻炼自己、提高素质、早日成才，就能为克服困难、适应海上作业艰苦的生活打下坚实的思想基础。

（3）树立辩证的苦乐观　"梅花香自苦寒来"吃苦的经历是青年人一生取之不尽用之不竭的无形资产。在英国著名的贵族学校——伊顿公学，其物质生活条件较之英国国民的生活状况来说是比较简陋或俭朴的，但是几乎所有的王子、王储以及英国的许多大臣、部长都是从这个学校毕业的。

（4）保持良好的心态　心态的好坏，与环境有一定关系，但这种关系却可大可小，构不成决定因素，更重要的是个体的认知能力及考虑、分析问题的角度。因此，顺境中也有人悲观厌世，逆境中也有人乐观进取。怎样才能让自己保持一个良好的心态呢？以下方法值得借鉴。

想一想。换个角度来讲，艰苦环境是对人的磨炼，古今能成大事者，哪一个没有经历过艰苦生活的磨砺，因此，完全没有必要怨天尤人，艰苦实在是一笔难得的财富，能让我们变得无比坚强。同时，只有经历过艰苦生活，才会更懂得珍惜，体验到更多的幸福和快乐。

走一走。心情压抑烦闷时，不妨在晚饭后或其他业余时间散散步，可以戴上耳机听听音乐，放松自己的心情，涤荡一下胸中的烦恼，清理一下浑浊的思绪，净化一下心灵的尘埃，唤回失去的理智和信心。

比一比。与身边那些乐观进取的朋友、同事们比一比，想想他们为什么能够开心快乐，都生活在同样的环境下，为什么自己就做不到呢，难道他们个个比自己幸福？不见得，只是心态好而已。

放一放。如果心态不好是因为遇到了什么挫折、难题，或是对某事产生了担忧，只要不是急事大事，索性放下不去管它，天塌不下来，过几天再说，或许会有更清晰的认识，更合理周密的打算。

乐一乐。想想开心的事、可笑的事；或拿本爱不释手的书，读几段令人开怀大笑或幽默风趣的章节；回想一下以往有趣的人，想想他们在身边的感觉；回想一下以往取得成功的情景，让自己多一些生活上的自信；想象一下回家后，亲朋好友怎么迎接、招待自己，对自己的经历和贡献如何表示赞叹。

聊一聊。找身边积极乐观的朋友聊一聊，让他的乐观情绪感染一下自己，或是给父母、恋人、爱人、孩子打个电话，听听他们的声音，心情就会好很多。

唱一唱。一首优美动听的歌，一曲欢快轻松的舞曲会唤起你对美好过去的回忆，引发你对灿烂未来的憧憬。

让一让。如果心态不好是与身边朋友发生了矛盾，人际关系紧张所致，那么不妨姿态高些、眼光远点，不在一时一事上论短长，让人一步天地宽。而且很多时候你会发现，只要你能让一步，会让对方感到惭愧，从而也对你让步，彼此的感情往往还加深了。

哭一哭。男儿有泪不轻弹，只因未到伤心处。哭能发泄悲痛，让压抑的情绪得到宣泄。如果确实遇到什么不幸的事，不妨大声哭出来，即使周围的朋友看到，他们也一定能够理解你，而不会笑话你，只会送上更多的关心、支持和帮助。

三、远离亲人的适应

一下子离开了温暖的家庭、熟悉的人际关系网，难免会产生恋家和孤独感，这可以说是远方游子的一种普遍心理现象。但是有人想家想到不能自拔的地步，工作无精打采，学习注意力不集中，晚上睡不着觉……这都需要进行自我心理调整。

（1）自觉强化成人意识　要经常提醒自己，家人不可能时刻陪伴在自己左右，应当确立好男儿志在四方的远大志向，从而自觉地抑制想家心理，有意识地督促自己自强自立。

（2）积极进行情绪转移　把自己的精力集中于学习和工作上，这样既能减轻想家的程度，又有利于提高自己，做出成绩，业余时间多参加文体活动，特别是一些剧烈的运动，以此宣泄自己的情绪，分散自己的注意力。还可以多看看书报，特别是描写英雄人物的作品。

（3）明确任务的目的和意义　个人对组织行为和目标的理解及重视程度，直接影响其实现目标的行动。应主动地把组织行为和目标与自己的需要和动机联系起来，增强参与意识，从而产生主人翁的责任感，这样在任务转换后遇到困难和艰苦时就会自觉想办法克服和适应。在明白任务的目的和意义的基础上，还要了解新任务中的有利因素和不利因素，看到了有利因素就会信心倍增，乐于投身其中；明确了不利因素，心理上就会预先做好准备，可缩短不适应的过程。

第四节　海勤人员压力与挫折的应对

一、压力

心理压力是个体在生活适应过程中的一种身心紧张状态，源于环境要求与自身应对能力不平衡；这种紧张状态倾向于通过非特异的心理和生理反应表现出来。完全没有心理压力的情况是不存在的。假定有这样的情形，那一定比有巨大心理压力的情景更可怕，换一种说法就是，没有压力本身就是一种压力，那就是空虚。

产生心理压力的原因是复杂的，每一个人的压力都有所不同。正如中国的俗语所言："人人有本难念的经。"但总体来说，可以将引起压力的原因归为四类：生活事件、挫折、心理冲突和不合理的认知。各种心理压力之间，有一种很有意思的相互抵消的现象。表面上看，各种心理压力混在一起，能够感受到的压力会是各种压力之和。其实不然。比如工作上压力太大，如果去看一场同样会给人心理压力的、对抗激烈的足球赛，工作的压力就会暂时被换掉。每个人都可以找到自己的方式，来用一种压力缓解另一种压力。

（一）压力过度的主要表现

压力有时是一种动力，适当的压力能使你高效率完成某项工作，或者督促你达到预期的奋斗目标。但是，过于沉重而持久的精神压力会对身心造成极大伤害，这种伤害会以某种生理和心理症状反映出来。如何判断你的压力是否过度？看是否出现下列表现：

（1）感到与朋友和家庭疏远，或在人群中有一种挥之不去的孤独感。

（2）突然感到害羞，或在人群中有一种暴露感，或总觉得别人对自己品头论足。

（3）很难回忆起最近的谈话或诺言，经常感到困惑，理解力和记忆力明显下降。

（4）不愿接电话，对其他人失去兴趣，也不愿意接受他们的关心。

（5）尽管经常感到疲倦，入睡却非常困难。

（6）很容易流泪，情绪变幻不定，时而高兴，时而沮丧。

（7）可能几分钟也坐不住，经常摆弄手指或钢笔。

（8）会因为微不足道的原因就放弃做某件事，或者和周围的人过不去，容易怀疑其他人在指责自己。

（9）工作上的逃避，这是压力的典型症状，尽管压力下可能会表现为漫不经心。

（10）不由自主地过度饮食、抽烟或买衣服，日常生活变得千篇一律，很难再有什么新兴趣。

以上症状如在你身上有3～5项同时出现，并持续3个月以上，说明压力给你心理和生理方面已造成伤害，应该注意自我心理调整。

（二）自我心理防护方法

通过学习，使海勤人员了解一些自我心理防护方法和技巧，在工作生活中，学会分析压力来源；缓解各种不适症状，改善人际关系和生活质量；尝试建立一种新的自我价值观，比如一个人价值的体现在于一步一步地实现自我，而不是从与别人的比较或从别人的评价中体现自己的价值。具体的自我防护方法如下：

（1）分析压力的来源　生活中的压力并非完全来源于目前的生活困境，也有的来自我们的躯体疾病和心理变化。所以要给自己10~30分钟的清静时间来理清自己压力的来源，并记录。

（2）改变错误的认知　压力感的产生有两个必备条件：一是压力源；二是对压力源的认知。压力源不会随我们的心意消失，因此，缓解压力的主要办法，就是改变错误认知。常见的错误认知包括：绝对化的观点、以偏概全、糟糕至极、追求完美、任意推断、选择性消极注视（心理过滤）、情绪推理等。我们建议采用三栏目技术（表1）改变认知。重构认知，即用合理的观念来代替不合理的认识，能够有效地减少来自困境的压力感，缓解不适症状。

表1　三栏目技术

随想	错误的认知	合理反应
将你头脑中出现的随想统统写在纸上，不要让它老是盘旋在你的脑海中，想到什么写什么	随想写下来以后进行分析，与错误的认知进行对照找出认知失真	练习对失真的思想进行无情的反击，以更客观的思想取代失真的思想
1. 受了处分，这辈子完了	非黑即白、以偏概全	每个人都会有错，受处分也是正常的，并不可怕，而且不请假外出违反了纪律，以后尽力改正
2. 朋友们肯定在嘲笑我，我以后怎么做人	瞎猜测、非黑即白	不对，朋友都对我很好，也很同情我，一个错误并不影响我的形象
3. 今天情绪不好，看谁都不顺眼	情绪推理	他们都没变，是我的心情影响的

（3）寻找正确的应对　个人无法控制降临于头上的打击或恶劣的环

境，但却能通过改变应对方式来提高自己的承受能力。要分析近期自己在面对压力时所采取的应对方式，并记录，在积极的应对方式（乐观、自勉、宣泄、倾诉和升华等）上打对号，在消极的应对方式（压抑、否认、退缩和幻想等）上打错号。认可积极正确的应对方式，否认消极错误的应对方式。

（4）心理平衡训练　尝试创造一种内心的平衡感，心理学家认为，保持冷静是防止心理失控的最佳方法。每天早或晚进行 20 分钟的盘腿静坐和自我放松，去除杂念，集中注意数心跳，使自己心跳逐渐变缓慢，这对缓解压力非常有效。

（5）认清进步鼓励自己　干预后，每天把自己的感受写下来，事后不要修改，也无须再重读，在不断的记录过程中你会发现良性感受越来越多。发现进步时要适时自我鼓励，肯定自己的进步。

二、挫折

挫折是指人们在有目的的活动中，遇到了无法克服或自以为是无法克服的障碍和干扰，使其需要或动机不能获得满足所产生的消极的情绪反应。受到挫折后，许多不理智的反应、不正确的行动，如对人对物进行攻击或损害，破罐子破摔、消沉、堕落等，都与缺乏对挫折的正确认识有关。因此，海勤人员应当建立正确的挫折观。

（一）挫折的正确认知

1. 挫折具有普遍性

可以说，挫折是生活的组成部分，每一个人都会遇到。从某种意义上说，生活就是喜、怒、哀、乐的总和。有喜有乐，自然就会有怒有哀。自然、社会中的万事万物，无一不是在曲折中前进，螺旋式上升的。"天有不测风云，人有旦夕祸福。"纵观古今，许多著名的科学家、政治家、文学家大多是在逆境和坎坷中磨砺出来的，人类文明和进步事业无不经历挫折与失败。正所谓"宝剑锋从磨砺出，梅花香自苦寒来"。

2. 挫折具有两重性

挫折会给人以打击，带来损失和痛苦，但也能使人奋起，从而成熟起来。挫折既有消极的一面，也有积极的一面。挫折的积极作用，就在于它可以激发人的进取心，促使人为改变境遇而奋斗；它能磨炼人的性格和意志，挖掘人的创造能力和智慧，使人对面临的问题能有更清醒、更深刻的认识，增长人的知识和才干。富兰克林当年的电学论文曾被科学权威不屑一顾，皇家学会刊物也拒绝刊登；另一篇论文也遭到皇家学会的嘲笑，后来朋友们设法将其出版，因论点与皇家学院院长的理论针锋相对，这位院长对富兰克林进行了人身攻击。但富兰克林没有被挫折所吓倒，没有放弃自己的科学信念，而是更积极地投入实验，以实践来证实自己的理论，这就促使他冒着巨大的生命危险进行了风筝引电的有名实验，终于获得了成功。于是，他的著作被译成德文、拉丁文、意大利文，得到了全欧洲的公认。这正像常言所说："水激石则鸣，人激志则宏。"挫折是一种危机，危机这个词可以是"危险"加"机会"的意思。美国著名心理学家马斯洛曾经讲过这样一句话："当面临危机的时候，如果你把握住这个机会，你就成长。如果你放过了这个机会，你就退化。"

（二）挫折的主要表现

挫折后的主要心理反应包括：有继发于挫折的焦虑或抑郁情感；重大生活事件激发的不良感觉（不适当感、恐惧感和失败感）；与所处的真正的危险环境有关的焦虑或抑郁情绪。

（三）挫折的应对方法

1. 要坦然接受，不抱怨不质疑不悔恨

当挫折发生时，不论谁都会深受打击，有时候会抱怨事情为什么会发生到自己身上，也会质疑为什么自己没有做过什么，却会遭遇打击。有的时候，也会悔恨一些发生过的事情。这都是正常反应，但对沉重的内心来说，都无济于事，只会加重负担。所以当挫折发生时，首先要做到坦然接受已经发生的事实。

2. 要学会遗忘

有时候发生悲伤的事情，一定要学会遗忘，对自己最残酷的事情，就是一遍遍回想。不管事情怎么发生，也不管什么后果，都要接受事实，学会遗忘这段不愉快的经历。不管起因是什么，也不管是不是自己间接造成了这种结果，过去就是过去了，你已经受到了伤害，所以学会遗忘。不再想起，才能

逐渐平复自己的内心。

3．不要在意别人的看法，努力让自己的生活更温暖一些

当遇到挫折时，很多人畏惧面对同事，或是朋友。过于在乎别人的看法。其实不要考虑别人的想法，不管别人的人品怎么样，很少有人会当面说这些事情。听不到就是没有发生。当面对挫折时，一定要勇敢地面对朋友、同事，当勇敢迈出第一步，就会发现所有的事都不如自己想得那么严重。别人也不会有持久的精力关注你的事情。生活和工作还是一样继续。

4．不听悲伤的歌曲，不看悲伤的电视

当遇见挫折时，大多数人会很挫败或是悲伤。这个时候可以听舒缓或是安慰主题的音乐。或是看喜剧，但是不要再听悲伤的歌曲，或是看悲伤得不能自拔的电影。这些对悲伤无济于事。只会让心情更糟糕。所以要想走出挫折的阴影，一定要学会调整自己的心态。

5．选择出去旅游

有时候压抑太久了，即使外面装作乐观，其实内心还是很压抑和沉重。所以在条件许可的情况下，可以选择出去旅游。离开熟悉的环境，离开了不能不伪装的人群，在行走的路上，很多事情会突然豁然开朗，心情也会放松很多。很多放不下的困惑也会自然而然地释怀。

6．买些喜欢和平时不舍得的东西

平时心情平静的时候，大多数人会选择节俭或是精打细算地生活，经常会有喜欢但是不舍得买的物品。当遇见挫折比较孤单时，购物应该是最简单也最有效的选择。可以上街去吃喜欢的甜点。也可以小小奢侈一下，买一个平时不舍得买的东西。安慰自己，让自己心灵舒服一些。

7．看一些喜欢的书籍

遇见挫折时，会有很多悲伤。但是能安慰和真正了解自己的人很少。所以真正走出来，还是需要自己的努力。困惑纠结时，可以选择一些适合自己心理的书籍（悲剧排除在外），平复和安慰自己。

8．选择户外运动

运动能够让人血液循环加快，提高血液的含氧量，有效地缓解精神压力和各种不良情绪。当遇见挫折不开心时，选择到户外走走，看看开阔的环境。通过运动，改善郁闷的心情。

第五节　海勤人员不良心理状态的调适

一、逆反

逆反心理是一种常见但又复杂的心理，既有客观原因，也有主观原因。如领导要他这样他偏要那样，一方面可能是领导的原因，如过分重复和强调某一问题，容易引起部属的超限逆反；领导在不适当的时机或场合强调某一问题，会引起部属的情景逆反；领导在群众中缺乏威信，会引起部属的信度逆反；领导不顾及下级的自主地位，可能会引起部属的自主逆反等，这些是客观上的原因。另一方面从其主观上看，一是强烈的好奇心容易导致逆反心理的产生。如强调某地不能去，他偏偏想去看个究竟，强调某事不能做，他偏偏想做做看会发生什么。二是自尊心过强。如有个员工自己也认为缺点比较多，可是当受到领导严肃的批评后，他觉得没面子，便反其道而行之，你越批评，他越不改。三是对立型性格特征也会产生逆反心理。如有的同志对领导讲的事，总要拧着劲来，其实他心里也明白领导是好意，但他已形成了这种处理问题的习惯方式，常常是不由自主地对着干。

可见，逆反心理的发生与个性、生理年龄的成熟和心理年龄的不成熟有关。不良逆反心理对海勤人员的健康成长和单位建设危害很大，特别我们在执行任务期间，更需要全体人员达到高度集中统一，人人必须做到令行禁止，即使是客观引起的逆反心理，也要努力消除和克服，自主去做正确的、应该做的事，绝不能因为逆反心理而引发不良的后果。

那么，怎样才能克服逆反心理呢？

1. 学会与领导换位思考

如果引起逆反心理的主要责任在于领导，那么要学会理解领导。他的出发点肯定是好的，可能因为压力过大而产生了急躁情绪，可能因为工作方法不恰当而导致威信不高，也可能只是一时的失误或过错。在坚决执行的前提下，不妨怀着理解和尊重的态度与领导进行私下沟通，以谦虚诚恳的语气提出自己的意见和建议，那么，不仅能促进领导能力的提升、单位建设的进步，也能和领导建立良好的感情。如果确实无法沟通，也应该从大局着眼，坚决执行命令。

2．升华自己的好奇心

逆反心理常由个人畸形的好奇心引起，因此，提高好奇心的层次和水平，对于克服不良逆反心理具有重要作用。有好奇心并不是坏事，许多科学发明都是源于研究者的好奇心，然而，科学家的好奇心指向的是对事物规律的探究，而不是那些违反法纪，有悖科学的事。对上级规定和强调的必须"禁止的"或"批判的"东西，非要去探究一下、尝试一下，这是不应该的。

3．消除与领导的对立情绪

有研究显示，与领导者有对立情绪的人，发生逆反心理的可能性，比没有对立情绪的人要高出四倍以上。因此，消除与领导的对立情绪，对克服不良逆反心理具有十分重要的作用。要及时与领导开展思想交流，常常换位思考，消除误会或偏见，强化尊干意识。

4．节制过度的自尊心

人应该有自尊心，但要适度。有专家认为，不使自己孤立也不使他人受到伤害，是适度的自尊，这话有一定的道理。一个人如果为了自尊而拒绝他人帮助，或者为了自尊而使他人受到伤害，再如明知做错了事，倘若别人指出，就在心理上加以排斥和拒绝，这就超出了人们正常自尊的范围。节制过度的自尊心，一方面要调整好尊重自己与尊重他人的关系，尽量保持二者的相对和谐。一个人只有尊重了他人，才能获得他人的尊重，进而才能获得自我尊重。另一方面，努力调整自我评价与社会评价的关系，把自我评价放在社会评价之中，根据社会评价校正自我评价，以此提高自尊满足的程度。当自我评价与社会评价之间冲突减弱时，就容易避免对社会评价的排斥和逆反。

二、愤怒

愤怒是我们最基本的情绪之一。自然科学家、进化心理学家等学者已经告诉我们，不管有怎样的文化背景，世界上人人都会发怒。在家里会发火，在单位会发脾气，在其他场合也会发火，这都是很常见的事。愤怒，像其他情绪一样，与人类生存交织在一起。

愤怒在有些方面能起到积极作用。它是人际关系起伏变化的一部分，可以用来断定什么事情出了问题。有时候发怒甚至能增进人们之间的理解。生气时大声说话就是在告诉他人你现在说的很重要，他们要认真听才是。发怒可能会促使你改变生活，也会使你敢于面对自己一直回避的问题。愤怒也可能会激发热忱、兴奋和激情。事实上，我们不想生活在没有情感（譬如愤怒等）的世界里。愤怒的确有些好处，因此本书并不是要完全消除你生活中的愤怒。但另一方面，愤怒也会造成严重的伤害和痛苦，最常见的就是破坏与家人、朋友、同事的关系。发怒会使人思维扭曲，从而做出不理智的决定。长时间生气会导致像心脏病、卒中等严重疾病，甚至与癌症的发病有一定的关系。这只是要你控制愤怒的几条理由。

研究表明，1/4 的成年人一周要发一次或更多次脾气，而有些人几乎每天都发脾气。发脾气经常与各种不同的问题结伴而行，例如头痛、自我感觉较差、沮丧、内疚，与上级、朋友的关系紧张，生病、法律官司等。还有另外 1/4 的成年人似乎很少发脾气。这些人好像生活得更幸福，个人问题、医疗和法律问题也要少得多。我们所说的正常的发脾气是指适度的发火。很明显，你越愤怒，就越有可能引起麻烦。适度的愤怒对大多数人来说不会严重影响日常生活。

有些人一生气就会好长时间都恢复不过来，一连几天、几周，甚至几个月，对不公平的经历以及糟糕的待遇念念不忘。长时间生气会影响人的正常生活，使人无法体验到生活中的快乐和幸福。想想自己的发怒经历。你是否考虑过你的脾气是发得不够分量，还是刚刚好，抑或是太过火了？你是不是太爱发脾气了？尽管发脾气有时候并不是一件坏事，但你一定要认真审视一下自己的生活，再去确定发脾气到底是好是坏。如果存在以下两条以上的情况，就意味着你可能需要自我调节：一是对突然发生的不愉快事件发出不相称的攻击或毁坏财物的行为；对微不足道的朋友间矛盾有过度的敌意反应；二是经常对他人或向他人做出苛刻的评判，通常使用污言秽语。

海勤人员要学会提高处理愤怒情感的能力。发生异常愤怒进行自我心理防护的目的包括：降低愤怒情感暴发的强度和频率；增强在情感暴发时对自己愤怒情感的意识和适当的表达能力；学会较好地控制自己的情感；能够以积极的方式处理愤怒情感，提高日常生活能力。具体做法如下。

（1）承认愤怒的错误性　通过分析愤怒情感暴发的诱因及频率使自己开始意识到自己愤怒行为的错误性。

（2）愤怒原因自我解析　　列举出以往引起愤怒情感暴发的生活事件，对事件进行分析。其一分析事件的重要性，看是否有必要发怒；其二分析愤怒情感暴发所导致的后果，包括良性后果和恶性后果，权衡轻重。

（3）愤怒行为自我检讨　　通过面谈或书信的方式向你曾经以暴怒方式对待的对象道歉，分析自己暴怒的原因，检讨自己的不良行为，并做出在今后再遇到类似事件能够保持心情平静的保证。

（4）愤怒暴发自我控制　　在遇到情绪失控时，要学会自我控制。具体方法如下。当你感觉血往上涌，这时你要对自己说："现在我有点激动，好像有点儿惊慌失措，但我知道怎样控制自己。不要把事情看得那么严重，这虽然让人气愤，但我有自信。"放松，冷静做两三次深呼吸，舒适地放松。当你感觉已经被卷入冲突时，你要对自己说："冷静、放松，只要保持冷静，我就能控制自己，想一想我要从中获得什么，我没必要显示我多么厉害，没有什么事值得我必须发火。"当你感觉遭到对方的刺激，要被激怒时，你要对自己说："我现在的肌肉已经开始紧张了，现在应该放松，慢一点儿，慢一点儿，惊慌失措只能帮倒忙。也许，他真的想激怒我，好，就让他彻底失望吧。"事件过去后，你要进行一下自我评价，来点儿自我奖赏，别忘了，对自己说："这件事，我处理得非常好，棒极了。原来，事情并不像我想象的那么难，虽然情况可能会变得更糟，但我还是解决得很好。"

（5）放松技术平衡心境　　在平静下来的时候极力回忆让你愤怒的场景，当感到情绪开始波动时进行放松训练。具体方法如下：将全身的肌肉逐个部位进行紧张和放松，从手部开始，依次是上肢、肩部、头部、颈部、胸部、腹部、臀部、下肢，直至双脚，顺次对各组肌群进行先紧后松练习，肌肉紧张时间坚持 10 秒钟，放松时间 5 秒钟，最后通过全身放松达到心情放松的目的，长期练习可以增加情绪稳定性，提高愤怒情感暴发的阈值。

（6）成绩进步自我鼓励　　在遇到日常生活事件时，如果自己能够心平气和地处理，或自己愤怒情感暴发的强度和频率下降，都要进行自我奖励。包括语言奖励，如"我今天表现很好，我比以前更加稳重成熟了"，或物质奖励，如美餐一顿。

三、恐惧

海勤人员在特殊任务作业环境中可能因存在的不安全因素多，危险性较大，或者由于环境条件不熟悉而产生恐惧心理。存在一定的紧张和担忧，在一定的程度上属于正常。这会让我们更加细心、谨慎，反而有利于任务的圆满完成。但有的同志表现为惶恐不可终日，即使经过了一定的时间仍然对任务区环境存在较大的恐惧感，担惊受怕，战战兢兢，这就不太正常了，需要逐步调整过来。

人之所以会产生恐惧心理，很重要的原因是对恐惧对象缺乏全面的、本质的认识，对自身能力估计不足。如果产生恐惧感，不妨问问自己到底害怕什么。找到恐惧的根源，弄清楚事实，明白道理后，恐惧感就会离你远去，勇敢就会回到心中。

此外，还可以采取以下方法调整自己的情绪。做 10～15 次深呼吸，通过生理上的放松，使自己的心情平静下来；自我暗示："嘿，我是一名男人，我有那么多朋友，又经过那么长时间的训练，有什么可怕的！"进行表象训练，把可能遇到的突发情况和处置办法及步骤在心中像过电影一样重复训练，以便遇到真实情况能够顺利实施。

四、抑郁

研究表明，海上特殊环境可对海勤人员心理状态产生明显的影响，显著降低其心理健康水平，抑郁的发生较为突出，并且抑郁情绪状态与睡眠质量、工作效能和生活质量密切相关。长期出海的海勤人员，由于航行时间长、航程远、人员责任大、环境封闭、单调乏味、任务风险高等多种应激源长时间的综合作用，易导致精神压力增加，出现抑郁等不良情绪困扰及记忆力、注意力下降、反应迟缓等认知功能改变，朱文娅等对执行长远航任务的海勤人员调查发现，该群体抑郁患病率达 28.42％。

（一）正确认识抑郁

抑郁又称忧郁，是人类所有经历中最痛苦及最艰难的一种体验。它会令我们丧失兴趣以及努力奋斗的意志，还会令人以一种极度消极的眼光去看待自我、世界及未来。情绪低落的时候，仿佛事物都无法改变，自己也好像总不会康复。可是，的确是可以康复的，抑郁也是完全可以终止的。而且抑郁不等于抑郁症，抑郁是一个人的情感体验，对不同的人抑郁有不同的意义。

抑郁可以是一种症状（作为一种内心体验，如我觉得情绪抑郁），也可以是一种体征（如观察某抑郁症患者的脸部表情，显示抑郁）。在日常生活中我们必须将一般的抑郁与抑郁症区分开来。

抑郁的主要表现如下。

（1）兴趣减退　业余爱好减少，日常工作、生活享受和天伦之乐等一概提不起兴趣，体会不到快乐。

（2）无望感　感到个人的一切都很糟糕，前途暗淡无光，与此相反，正常人对未来抱有希望，如工作有进步，事业有成就，家人健康长寿等；也经常有各种小愿望，如攒钱买件高档商品，欣赏一场优美的音乐，周末全家外出游玩等。

（3）自我评价下降　患者感到自己能力下降，原来能干的事现在干不了了。

（4）活力丧失　患者感到他整个人已经垮了、崩塌了、散了架子。他很明确主要不是身体没有力气，而是精神上丧失了动力，做什么都需别人催促或推他一把，否则就根本不想动。缺乏精力，全身乏力，食欲下降。

（5）睡眠障碍　注意力不集中，失眠或过度睡眠。

如果个人有包括第一条在内的两条以上的征兆，就意味着本人可能处于抑郁状态了，需要自我调节。

（二）抑郁的自我心理防护

1. 寻找问题根源改变思维偏差

一个人从正常的情绪到出现抑郁，总有一些原因。这些原因有外在的，也有内在的，如环境因素、人际关系等。最好对目前的状况进行分析，同时探讨自己的思维偏差，思维偏差主要包括：

（1）绝对化思想　把一切事物都看成非黑即白，如一个平时被领导看好的人员偶尔被领导批评了一次，便认为自己是彻底的失败者。这种思想会使其无休止地怀疑自己，认为不论做什么都不会成功。

（2）过于普遍化　由于有过一次不愉快的经历，就认为自己在别的事情上也会同样倒霉。如一个羞怯的男青年邀一个姑娘约会，被拒绝后，他对自己说："我永远也得不到约会了，我终生将是孤独和悲惨的。"

（3）精神过滤　总习惯看事物消极的一面，脑海中总是想着它，就像戴上了一个特殊镜片的眼镜，把一切积极的东西都过滤了。于是很快得出结论，认为每件事都是消极的。

（4）自我轻视　看到周围的佼佼者的许多长处，可自己的一些愿望却无力实现，因而产生自卑心理，遇事总想着自己不行。

（5）放大与缩小　即把自己的缺点放大，优点缩小，歪曲本来面目。

（6）情感上的推论　"我感到内疚，因此我一定干了坏事。"你的感情似乎就是思想的根据，因为心情不好就认为一切都是黑的，这是错误的，还会加重你的抑郁情绪。

（7）乱戴帽子　如果你选择并为之努力的目的达不到，于是你想"我是个失败的人"，而不去想"我选择错了"。记住，你自己不可能等于你所做的任何一件事。

（8）个人化　你想："无论发生什么事，无论别人干什么，都是我的过失。"总有个"责任问题缠绕着你"。可以试用上面介绍的"三栏目技术"改变思维偏差。

2. 寻找快乐因素坚持积极原则

要善于捕捉生活和学习中令人快乐的因素，少去体验和强化不愉快的事情，学会自得其乐，有效控制自我，走出抑郁心境，愉快地学习和生活。即使在抑郁的情况下也要坚持积极原则，原则包括：

（1）必须遵守生活秩序，规律的生活是破解抑郁情绪的重要原则，所以即使情绪不好也要使生活按部就班，从稳定规律的生活中领会自身的情趣。

（2）即使在抑郁状态下，也决不放弃自己的学习和工作。

（3）不要强压怒气，对人对事要宽宏大度。

（4）建立挑战意识，学会主动解决矛盾，并相信自己能够成功。

（5）即使是小事，也要采取合乎情理的行动。即使你心情烦闷，仍要特别注意自己的言行，让自己合乎生活情理。

（6）拓宽自己的兴趣范围，寻找生活中的乐趣。

（7）不要将自己的生活与他人的生活比较。如果你时常把自己的生活与他人作比较，表示你已经有了潜在的抑郁，应尽快克服。

（8）最好将日常生活中美好的事记录下来。

（9）不要掩饰自己的失败，敢于面对失败。

（10）与精力旺盛又充满希望的人交往。

3. 学会安慰自己

在遇到不幸时，感到沮丧、情绪低落时要学会安慰自己，如人生在世，没有人会一帆风顺，总会在不确定的时候碰到不顺心和不如意的事情，我会如此，人人也会如此。

4. 学会情绪转移

在情绪低落时应该及时转移不良情绪，可找朋友，一吐郁闷，宣泄心中的郁结。当你情绪低落的时候，避免去做人生中的重大决定，如果一定要做出决定，最好向可信赖的朋友或家人寻求帮助。

5. 学会自我鼓励

通过自我暗示激励自己提高情绪，要走出每日"消沉—后悔"的心理不平衡怪圈。自我语言激励的内容要积极向上，如"我能行""今天我能保持良好心情"等。

五、自杀意念

自杀意念又可称自杀想法，其范围很广，可以短暂地认为生命无价值和有死亡意图，到有具体自杀计划、自杀准备和自杀冲动。一般狭义的自杀意念有伤害或杀死自己的想法。自杀意念又分为主动自杀意念和被动自杀意念。其中，主动自杀意念是个体希望通过自己主动去结束自己的生命，态度上是积极主动的。当出现自杀意念，可以通过自我心理防护缓解自杀冲动和意念，将日常技能恢复到以前水平，重建对自我和生活的希望。具体实施步骤如下。

一是进行自我评估，根据自己的行为表现对自杀意念进行评估，评定自杀意念的程度，初步形成对抗自杀意念的心理障碍。

二是寻求监督，将自己的自杀想法告诉领导和好友或者其他与自己有重要关系的人，要求他们对自己实施监控，防止自杀危机。

三是自我忏悔。书写一份忏悔笔录，忏悔自己的自杀意念或行为。分析人生的价值、生活的意义，分析自杀后对个人、家庭带来的伤害，并保证绝对不采取自杀行为。

四是进行危险因素的分析。在朋友和领导的帮助下，查找导致自己情绪低落的因素，分析导致自杀意念的危险因素并详细记录，在朋友的监督下，逐条克服危险因素。

五是寻找积极的因素。回顾并逐条记录自己已经取得的成绩和生活中曾经获得的爱和关心，寻找生活中积极的、充满希望的东西，从也从中得到鼓励。

六是树立救助意识。要树立自杀救助意识，促使自己在有强烈自杀冲动时，给自己一些空间，多等 24 小时或是一个星期，记着感受跟行动是不一样的。你想结束自己的生命，不等于你真的马上要去做，把你的自杀念头与自杀行动留些距离，能够后退一步，通过电话与医师和其他心理工作者取得联系，积极寻求帮助。

六、疑病

海勤人员训练强度大，作业环境艰苦，有时甚至条件恶劣，这样的条件下，机体出现疲劳感，或者负性情绪导致身体轻微的不适，如感到四肢无力、胃口不好、咽喉不适等，其实大多数同志身体健康，只是因为体力消耗较大、气候等因素造成的轻微不适，并不需要任何的药物治疗。这种因担心自己身体有病而常到医院检查的情况，会随着对海上作业生活的适应逐渐减少，是一个正常的现象。但有的同志经过一段时间的生活，仍常常存在这种担心，尽管多次检查都确诊自己并无疾病，但内心还是担心是不是检查出现了错误。若出现这样的情况，那就是产生了疑病心理，一个人产生了疑病心理，会陷入无尽的烦恼中，既损害身心健康，又会无病乱投医，无端影响工作精力，因此，必须重视对疑病心理进行调适。那么，该怎么做呢？

首先，要相信科学诊断。具有疑病心理的人大多敏感、多疑、固执，对医师的解释和检查结果总不大相信，这使得疑病心理会愈演愈烈。因此，努力使自己相信医师和科学诊断，有助于疑病心理弱化和消失。

其次，要培养健全的人格。心胸宽广、乐观豁达的人，一般不会有疑病心理。要多与身边的朋友、领导进行交流，见多识广才能心胸宽广，才不会乱猜疑。要保持乐观向上的情绪状态，打消对疾病的恐惧。

最后，不妨去找心理医师聊一聊。"心病还须心药医。"如果医师说的和医院检查结果都不能让你打消有病的感觉，不妨去找心理医师聊一聊。

第六节　海勤人员常见心理困扰的处理

一、工作倦怠

对于工作任务的开始，海勤人员往往是新鲜感较强，表现为工作干劲十足，随着时间的推移，有的同志就对每天大同小异的工作感到厌倦，表现为工作积极性下降，完成任务的标准也不高。如果对自己要做的事充满厌烦情绪，而又不得不去做，那是件很痛苦的事。在这种心态下，不仅工作任务不能较好地完成，自己的身心健康也会受到影响。而如果能够充满热情地去从事自己的工作，不仅工作能完成好，自己也能从中得到快乐。那么，怎样才能一直保持工作热情呢？

（1）充分认识本职工作的重要性。你所从事的工作看似简单，实则与所在集体的任务完成，甚至与单位的发展有着某种内在的联系。不要把自己所从事的工作看成是微不足道、可有可无的，而要将之与整个大局相联系，你就会发现你所从事的工作具有重要意义，也就能够激发你将之完成好的热情。

（2）培养对本职工作的兴趣。要克服对本职工作的厌烦情绪，关键还在于培养对本职工作的兴趣。不要把自己的工作当成是"领导要我做的"，那样容易消极被动，而要把工作当成是自己的作品来完成，就像雕塑家雕琢塑像、画家临摹山水，一雕一刻、一笔一画，看似单调的动作，只因心中有梦，便使一块木头、一张白纸变成了神奇的艺术品。世界上没有平凡的岗位，只有岗位中平凡的人，因此，只要用心去思考、去学习、去提高，即使没有舞台，你也能跳出精彩而吸引人的舞姿。

（3）要让自己得到收获。经历不仅是一次难得的历程，更是一生宝贵的财富，要激励自己在每次经历中得到磨砺和成长，珍惜时光、善用机会。只要能在工作中感觉到自己的进步，就会不断激发起更高的工作热情。

二、生活空虚

海上特殊的作业环境和海勤人员特殊的工作任务决定了海勤人员生活范围狭小。业余时间，大部分人员经常进行的娱乐活动就是打游戏、看电影、看电子书、玩扑克等，时间长了就会感到厌倦，产生无聊、寂寞、空虚的感觉，同时又对什么都提不起兴趣。

要克服无聊、寂寞、空虚，就要学会做一个能够自我充实的人。自我充实的人即使在艰苦的条件下，也常常能感到生活充满幸福，而自我充实能力差的人，无论在什么环境下，都会感到生活无聊、寂寞、空虚。那么，怎样才能做一个自我充实的人呢？

（1）要学会自己的事情自己做　自我充实的人有较强的自信心和独立性，而自我充实能力差的人依赖感太强，事事都要依赖别人，离开了别人的帮助，就手足无措。因此，要克服依赖，培养自立，自己的事坚持自己做，不要总是希望得到别人的照顾、帮助和关注。

（2）要丰富自己的生活　很多人即使在吃穿不愁、生活富足的条件下，仍然会觉得生活没意思，这样的人，大都因为心灵空虚无所依傍。心理学研究表明，心灵空虚会同生理上的饥饿一样难耐。解决的办法就是充实自己的生活，不要局限于单一的娱乐方式，要培养各种乐趣，还要注重在娱乐中提高自己，使你的空虚被知识充满，精神得到升华。另外，要经常参加文化体育活动，这能够起到放松身心、舒缓情绪、排解烦恼等功效，全身心地投入这些活动中，与朋友们共同娱乐，会让人觉得单调的生活中也能充满乐趣。

（3）要勇于追求　一个人有了自己的奋斗目标，并为之努力追求，就会体验到很多别人体验不到的乐趣。一个没有追求的人，老在别人的命令和催促下被动工作，会感到没意思。所以，结合实际，设立目标，让自己在工作和生活中都能感受到进步，每一天就会有意义得多。

三、应变能力弱

执行重大任务时往往是在矛盾冲突多发区，具有较大的危险性。因此在执行任务前，要对海勤人员进行培训，让大家掌握突发情况的处置方法，在遇到紧急情况时能够临危不乱，妥善应对。然而有的同志平时可能挺机灵，一遇突发情况，不能沉着冷静，处理问题的能力就下降了，甚至脑子一片空白，手忙脚乱，不知所措。

从心理学上讲，这是应变能力弱的表现。应变能力是一个人的心理活动对外部刺激所具有的一种快速反应能力，主要由思维的预见性、思维的广阔性、思维的敏捷性和思维的灵活性等构成。

平时树立预见意识是提高应变能力的前提。预见是根据现有的实际情况和事物发展趋势，推测未来的一种思维能力。"凡事预则立，不预则废。"干什么事都要考虑不测事件的发生，如驾车驶出营区执行任务，就要想一想如果遇到有人持枪拦车该如何处置等。事先对可能出现的情况预料得比较充分，想出的对策比较多，在完成任务过程中，即使遇到紧急情况，也都会在预料之中，应变就会有效快速得多。

经常进行学习训练是提高应变能力的基础。反应敏捷是根据客观情况的变化，快速做出反应和决断的能力；灵活机智则是指人们不按固定模式，不按规定好的步骤，而是从新情况出发进行思考和行动的能力。这两种能力对于紧急状态下正确处置问题有着重要意义。如何提高这两种能力呢？首先是要博学。因为博学思维才能宽阔，多识才能多谋。公元前663年，齐桓公援助燕国攻打山戎的战役中，中了敌人诱兵之计，误入"迷谷"，在这紧急关头，多亏相国管仲广学博才，根据"老马识途"的生活常识，想出了摆脱迷途困境的良策，这就是在紧急状态下才识出智谋的范例。其次是要经常进行应急训练。可以预设一些复杂多变的情况，进行分析，拿出处置方案。也可以搞一些模拟性训练、对抗性演习等，多动脑子、想办法，这样，遇到突发情况就能临机处置。

四、爱与他人争论

争论是生活中的常事，人们对不同的事物有不同的看法，就会发生争论，因此应当允许争论。但如果"动不动就跟人争论"，像一只好斗的公鸡，就不好了，那一般是养成了爱争论的怪癖，是不能协调地与他人相处的一种表现。

（1）提高自己的修养　作为一个有修养的人，应该善于听取不同意见，即使是针对自己的批评意见，也应该闻过则喜，有则改之，无则加勉。

（2）正确对待不同意见　争论并不是双方取得共识的唯一途径，对待双方意见分歧的一个好办法，就是停止争论，各自按自己所选择的行为模式去做，让时间来证明谁对谁错。

（3）要懂得"条条大道通罗马"的道理　有时候，有些事并不一定有标准答案，比如到北京去可以有不同的道路，这时候应该尊重别人的意见和选择。

（4）求大同存小异　世界上没有完全一模一样的两个人，也不可能有完全一样的想法。与人交往，要求大同，存小异，没有必要非要让别人的看法和自己一样。

（5）不要扩大争论　如果发生了争论，千万注意要就事论事，不能东拉西扯，更不能嘲弄和伤害对方，嗓门大不能说明你有理，打赌也不是好办法。至于由争论演变成争吵，由争吵演变成打架，那就更要不得了。

（6）培养自制力　动不动就争论，说明你的自制力很弱，要有意识地进行训练。

五、婚恋家庭困扰

（一）思念恋人

为了履行使命责任，大多数海勤人员与爱侣相隔甚远，有时只能通过电话、邮件等形式向恋人诉说无尽的思念。人的情绪与其需要的满足程度有着直接的关系，当客观现实满足人的需要时就会产生满意、愉快等积极的情绪；否则，就可能产生忧伤、丧气、烦恼等消极的情绪。处于热恋中的情人对爱的需要是强烈的，会有一日不见如隔三秋的情感体验，甚至为此吃不香、睡不安；在与恋人分离后，更是牵肠挂肚，终日期待着对方的音讯，备受离别情绪的煎熬。这些情绪体验是爱情生活中常有的心理现象，只要适度，不仅是健康的，而且还会增添爱情的甜蜜。但是，如果不加以控制和调适，这些心理困扰过于强烈和持久，就会影响到正常工作、任务的完成，也会损害自身的身心健康。

正确认识爱情，摆正爱情的位置。美好的爱情生活，确实能给人智慧、力量和希望，鼓舞人们积极开创更加美好的生活。然而，爱情并非生活的全部目的和内容，它不仅仅表现在花前月下的卿卿我我，更存在于共同的理想和追求之中。生活经验告诉我们，爱情是终身大事，但并不是头等大事。一个人如果只沉溺于爱情，他的生命之火就会在小康之乐的温水中慢慢熄灭。

我们海勤人员，大多风华正茂，精力充沛，必须把主要精力放在各项工作任务的圆满完成上，努力使爱情促进事业，而不是妨碍事业。

以积极的态度看待与恋人的离别，不断充实爱情生活的内容。恋人间的离别，往往使双方切实感到分离后的忧伤和痛苦，进一步感受到爱情的珍贵和对方在自己心目中的地位，从而更加珍视彼此间的感情。我们可以改变一下对恋人的思念方式，如记日记，为对方学几首情歌，做一件有纪念意义的事情等，使自己对恋人的思念具有更加实际的内容，减少因单纯的苦苦相思所造成的伤感。

（二）失恋困扰

失恋是许多年轻的海勤人员都可能遇到的一种情感挫折。一般来说，恋爱者对恋爱成功的期望越大，情感投入越多，失恋后的心理伤害就越重，心理反应就越强烈。有的会产生抑郁心理，感到忧伤和痛苦，严重的还会丧失生活的信心，对前途悲观失望；有的会自我封闭，沉默寡言，不喜欢与人交往，甚至对恋爱心有余悸，不敢轻易打开自己爱的心扉；有的会出现一些异常的心理活动，甚至采用诽谤、诬陷、伤害等报复行为。

爱情遭到挫折，精神上的痛苦是可以理解的。但是，如果失恋者总也摆脱不了失恋的痛苦，就会使自己的意志消沉，影响工作学习，一旦产生报复心理并付诸行动，还会对社会造成危害，给单位造成难以挽回的影响，最终也毁了自己的一生。

要想从失恋的痛苦中解脱出来，首先要树立正确的恋爱观，正确地对待失恋。美好的爱情是人生幸福的一个象征。马克思主义认为，爱情是男女双方基于一定的客观物质基础和共同的生活理想，在各自心中形成的对对方最真挚的倾慕，并渴望对方成为自己终身伴侣的强烈感情。人在爱情生活中，不仅要坚持事业与爱情相统一，坚持忠贞专一、相互尊重的道德原则，而且在对待失恋上要有清醒的认识。尽管失恋是痛苦的，但常言说得好，快乐和痛苦的交织才是生命中动人的乐章，痛苦可以使人成熟，促人成长，它可以使人对恋爱有更为深刻的理解，这对将来的婚姻生活不无益处。

其次，主动进行自我心理调节，提高自己的心理承受力。你不妨想想这些道理：爱情是重要的，但它不是生活的全部，只是你漫漫人生旅途中所要做的一件事，而你要做的事还有许许多多，如果一件事做砸了，就什么事也不想干了，这当然是非常不明智的。爱情是两情相悦，勉强不得。如果勉强凑合下去，造成以后感情不和，又有什么幸福可言？只要自己坦然面对挫折，热爱生活，热爱事业，爱情终究会悄悄降临到你的身边。所以，你不应为一次失恋而抱怨人生，烦恼终生。另外，还可以采用感情转移的方法，可以找知心朋友谈谈，尤其是那些有过类似经历的人，这是有效的宣泄痛苦的途径。

再次，将失恋转化为动力，争取在事业上有所作为。失恋是痛苦的，但它往往能成为幸福的新起点，应该做到失恋不失志，做生活的强者，并以此激发自己更加强烈的事业心，把感情、精力投入能充分实现自身价值的事业中，将来以优异的表现和坚韧的毅力去摘取事业成功的桂冠，以打造自身实力来赢得更加美好的爱情。

（三）不知如何帮助家人

对于海勤人员来说，当得知家人需要帮助，由于特定的任务和责任而自己又无法回到他们身边尽一份力时，会有焦虑担忧、痛苦自责、烦躁不安的感受。如果不幸遇到这样的情况，该怎么办呢？

（1）要主动寻求帮助　把家人遇到的情况及时告知身边的领导和朋友，让他们为自己分忧，帮助自己出谋划策；对于家中遇到的困难，如果组织能够出面解决，就要积极依靠组织，很多时候这比靠自己的力量去解决问题要有效得多；在必要时也可联系国内的亲朋好友，让他们帮助自己去解决家人遇到的困难。

（2）积极与家人保持联系　通过电话、网络等联系方式，尽可能地获知家中的最新情况，并积极提供意见建议，给予安慰和鼓励，帮助家人尽快渡过难关。

（3）虔诚祈祷　当自己对家人遇到的情况确实无能为力时，我们只能用虔诚的心去默默祝愿、默默祝福，如果能在一个无人的角落，把所有祝愿都说出来，可能会更快释放内心压抑苦闷的情绪。

（4）尽快走出低谷　其实我们真正能做的，就是尽快调整好情绪，干好本职工作，不让家人为自己担忧，回家时再全心全意地去弥补自己对家人的亏欠。

（四）亲人去世无法回家

天有不测风云，人有旦夕祸福，亲人离自己而去，无疑是人生中的一个重大打击，越是关系亲密的、感情深厚的亲人，这种打击也就越大。如果海勤人员在执行重大任务时不幸遇到这样的事情，既无法赶回家中与亲人见最后一面，也无法尽一份孝心为亲人送终，其痛苦和自责感就会强烈许多。如果这样的事情不幸发生在了自己的身上，应该如何面对呢？

宣泄心中的苦痛之情。人遇到巨大的悲痛时，如果强制压制而不宣泄，对自身的伤害是十分大的。所以，该哭的时候一定要哭，泪水能够带去自己对亲人的怀念和深深的伤痛之情。人都是有感情的，在遇到这样的情况时，周围的领导、朋友只会给予同情、理解和安慰，所以即使你放声大哭，也绝不会有一人因此而笑话你。当然，悲伤也是要有节制的，如果对哀伤的情绪不适当加以控制，而让其长期存在，也必然会损及身心健康。

安慰家人的悲伤。当自己听闻噩耗感到悲痛时，别忘了也许自己还不是那个承受打击最大的人，那些与过世亲人朝夕相处的家人，往往才是最为伤痛和难以接受的，所以千万别只顾及自己的悲伤，而忘记了家人的感受。作为一名成年人，应该承担起家庭更多的责任，而作为一名海勤人员，在这样的时刻里更应该体现自己坚强的一面，所以不仅要控制自己的悲伤，还应积极用言语宽慰家人，极力化解家人的悲痛之情。

六、工作生活困扰

（一）工作生活不如意

工作生活感到不如意是挫折心理的表现。挫折心理的期望目标包括改善情绪，改善人际关系；增强自尊心，即使失败，情绪也不要消沉；获得自信和掌握挫折应激的调节方式。具体调适步骤如下。

（1）深呼吸　在遇到挫折、感到痛苦时，一个最简单易行的处理方法就是深呼吸。人在痛苦时往往会下意识地屏息呼吸，血液中的氧气反而减少了，但是人的大脑需要充分的氧气供应才能正常地思考，所以，人在紧张时可能会做出一些不假思考的错误反应，如骂人或打架等。在紧张时，先不要做反应，而是深深地吸几口气（一般别让对你不友好的人注意到），这样一来有了思考的时间，二来也给大脑补充了氧气。

（2）文字抒情　在感到痛苦、难受时，将自己的感受、经历、想法统统写出来，想到什么就写什么，不要考虑形式，也不管内容是否连贯，只要是当时想到的，都可以写。

（3）涂鸦抒情　拿一支铅笔或彩笔在一张大纸上随意涂抹，说不定你能在解决情绪问题的同时，创作出一幅高水平的抽象画。

（4）运动宣泄　选择一种运动方式，让自己的心情在运动中慢慢平静。例如，你可以在适当的时间到操场去跑上几圈，或者去打一场球，练练拳击等，在肌肉的运动和舒畅的汗水中，让挫折感慢慢消散。

（5）喊叫宣泄　找个没人的地方，大喊几声，大哭一次，尽情地让情感得到发泄，不过最好别让对自己不友好的人看见，要不然那种怪异的眼神也会让自己难受。当然，你要不在意这种眼神也没关系。

（6）想象宣泄　你可以随意想象一些让自己感到舒适的事情，例如：躺在海风吹拂的棕榈树下……在这样的想象中，你的挫折感、压力感会渐渐地减轻。

（7）自我激励　自我激励比外部的激励更可靠，因为只有自己最清楚自己什么时候需要激励。内容如下："我是一个坚强的人！困难只会增加我的勇气！我随时随地都可以保持理智的头脑！我能行。"

（8）积极行动　俗话说："扫帚不到，灰尘是不会自己跑掉的。"化解不良情绪的目的是解决问题，如果问题不解决，情绪会越来越恶化。所以，遇到挫折时，要面对问题，充分准备，勇敢、积极地解决问题。

（二）工作中遇到困难就想放弃

一位哲人曾经说过：一个人绝对不可在遇到困难时，背过身去试图逃避。若是这样做，只会使困难加倍。相反，如果面对困难毫不退缩，困难便会减半。在执行任务的过程中，遇到各种各样的困难是在所难免的。面对困难，是应该想方设法去克服它、战胜它，还是自己绕道走，将困难留给别人？勇敢者的选择是前者。因为有困难，我们的任务才更有挑战性，因为能战胜困难，自身的价值才能更好地得到体现。

工作中遇到困难就想放弃，从心理上分析，主要是意志的坚韧性不足造成的。意志是人自觉地确定目标，并支配行动去克服困难以实现预定目标的心理过程，是把动机转化为实践活动的重要保证。美国斯坦福大学的心理学家曾在30年当中对许多人进行了长期追踪研究。他们对800个男性被试者中成就最大的20%与成就最小的20%进行了比较，发现他们最明显的差异，在于个人意志的不同。后来，美国心理学家又公布了一项就150名青少年进行的50年追踪研究报告。报告指出，最成功的人与最不成功的人差别最大的心理因素包括：取得最后成果的坚持力、自信、克服自卑的能力和责任心、顽强的毅力，甚至是忍受常人难以忍受的痛苦却仍心怀神圣的乐观情怀。不难看出，这些心理因素可以浓缩为两个字——意志。那么怎样才能具备坚强的意志呢？

远大目标激发坚强意志。一个人意志坚韧性如何，遇到困难是打退堂鼓还是战而胜之，与其有没有崇高的理想抱负有直接的关系。一个有理想、有抱负的人，不管遇到什么艰难困苦，都会坚忍不拔、坚定不移地朝着既定目标迈进。因为在他们心中，理想抱负是人生的最大价值，为了实现自己的远大理想，吃再多的苦、流再多的汗，也是值得的。所以，要克服遇到困难就想放弃的消极心理，一个有效的办法就是尽快确立起自己的理想、志向和奋斗目标，并把它作为始终不渝的执着追求。遇到困难时，想一想自己的崇高理想和奋斗目标，就会提高我们战胜困难的勇气，就会激发起克服困难的巨大力量。而胸无大志，得过且过的人，遇到困难就只能选择退缩。

坚定的信心是战胜困难的坚实后盾。一些同志遇到困难就想放弃，原因之一，是对自己缺乏信心，不大相信自己能够战胜困难。其实，困难并不可怕，特别是青年同志在日常生活工作中遇到的困难，往往只要坚持一下，找找对策，就能战而胜之。

（三）对学习提不起兴趣

有的同志不断地给自己制订一系列的学习计划，学一门专业知识、学一项技能、学一款电脑软件知识、读几本书等，然而在实践中经常难以坚持执行，有时提不起学习的兴趣，空余时间不是和朋友打牌、聊天，就是看电影、打游戏，时间一天天过去，自己的学习目标却越来越难以实现。这时又不断地对自己产生自责。

所谓兴趣，是指人力求接触某种事物或从事某种活动的心理倾向。一个人对某项事物、某项活动产生了兴趣，就会全身心地投入，努力在这方面有所作为。没有兴趣，则容易感到乏味、烦躁，把它当成一种负担。关于学习，很多同志在学校时就未曾产生过多少兴趣，现在想要马上对学习产生浓厚兴趣，是不现实的。那么，应该怎样做呢？

1. 要确实认清学习的重要意义

经验证明，人们对活动目的理解得越深刻，对活动的重要性认识得越明确，对有关事物的注意程度就越高，也就更加容易满腔热情地投入这项活动中去。这就是为什么单位每次在展开重要任务前，都会进行动员大会，只有理解了重要意义，才会更加自觉地投入精力。学习也是一样的道理，很多同志在制订学习计划的时候，并没有将之与自身的发展进步、现实需要、人生成功等相结合，看不清其间的内在联系，很多同志只是模糊地认为学习可能比玩会更有收获一些，而有的同志甚至只是想用学习来打发空余时间而已。认识不清学习的意义，那么在学习与娱乐相冲突的时候，自然就不会再对学习抱有多少兴趣了。一位成功学讲师说："一个人只要每天在工作之余坚持学习一小时，十年之后他一定是一个成功人士。"这句话其实不难理解，每天一小时的学习，能锻炼人的思维能力、增长知识才干、提升能力素质，每天虽然只是前进了一小步，但十年之后，与周围的人就拉开了极大的距离。所以，学习的意义是十分重要的，要将之与人生中一些重要的、值得努力追求的目标联系起来，才能激发更加饱满的热情，产生更加浓厚的兴趣。

2. 要在学习中寻找成就感

心理学知识告诉我们，具有一定的成就感，是激发学习兴趣的有效途径。上学时我们周围有这样一些同学，写作文写得好，老师常表扬，同学也赞赏，于是以后文章越写越好；学唱英文歌曲，能博得异性同学的掌声，于是对英语产生了浓厚的兴趣等。这些就是成就感激发学习兴趣的例子。那么我们学习也是一样，要为自己找到成就感，才能激发起更多学习的兴趣。一般说来，学习能够学以致用，才更容易产生兴趣。例如有的同志学习修电脑，掌握的知识渐渐多了，于是周围的朋友电脑出了问题便常常来向他请教，请他帮忙；有的同志学习图像处理软件，朋友们照了照片，会常常请他帮忙处理；有的同志学习写作，既能帮助单位搞好宣传报道，还能写出打动人心的情书等。这些就是通过学以致用来取得学习成就感的例子，而有了成就感，坚持学习的兴趣和热情便会得到较好的保持。

3. 要保持乐观心态

对学习提不起兴趣，有时和自身的情绪与心境有关。以乐观的情绪去做一件事时，不仅不会觉得枯燥，而且会感到有很多乐趣，而心境不好时，即使充满乐趣的娱乐活动，也会感觉十分无味。正因如此，目前国内外许多教育专家都提倡乐观教育，努力让学生们开开心心地学习，自觉去探索科学文化的奥秘。我们学习也是一样，要善于发现学习中的乐趣，一旦找到这种乐趣，就会激发强烈的求知欲、探索欲，一旦你感觉到学习其乐无穷时，其他的娱乐活动就再也诱惑不了你了。单位每年都会涌现出大量的学习成才标兵，其实他们并非个个都有超越常人的坚强意志，而是他们发现了学习钻研的乐趣，养成了探索求知的习惯，这时如果有人阻碍他们学习，反而会让他们感觉十分痛苦。

（四）看到朋友比自己强就不舒服

当今社会时时处处都充满了竞争，可以说，只要有人的地方，就会有竞争。然而有一种竞争被称为"零和竞争"，这种竞争以削弱、打击、损害、搞垮竞争对手为目的，不是谋求自身提高来超越对方，而是通过压低对方来抬高自己，这样的竞争对集体、对社会只有不利影响，而无积极贡献，所以称之为"零和竞争"。而导致这种不良竞争的根源，则是人内心深处强烈的嫉妒感。

心理学知识告诉我们，各种各样的心理不平衡，大都是由于对事物缺乏正确认识而引起的。嫉妒也是一样，由于把自己看得什么都好，而当事实证明别人比自己强时，心里就会不舒服，就可能产生嫉妒心理。因此，要割掉这块"心灵上的肿瘤"，就必须建立正确的评价方法，既看到别人的长处和短处，又看到自己的长处和短处，这才能达到心理平衡。其实，一个人事事都超过别人，是不可能的。再能干的人，也会有某些弱点和短处；再不能干的人，也会有某些优点和长处。梅花自有梅花香，何必嫉妒桃花艳？别人在某些方面胜过自己，而自己在某些方面又优于别人，这就是一种客观现实。因此，我们一定要面对现实，可以不服输，不服输是为了不故步自封；同时也要服输，服输才能虚心向别人学习，取长补短。这样来理解生活和看待他人，笼罩心头的嫉妒阴云就会自然驱散。

看到别人的长处和自己的短处后，应该化消极的嫉妒为积极的动力。别人比自己进步快，不甘落后就应暗暗努力，奋起直追，不断鞭策自己、鼓励自己用真正的实力与对方"较量"，这才是强者的心态。此外，伟大思想家培根说过："每一个埋头沉入自己事业的人，是没有工夫去嫉妒别人的。"如果你有一个努力奋斗的目标，而且认认真真地为这个目标努力着，不断向自己提出更高的要求，就不会盯住别人的一举一动，不会再为一些小事而伤脑筋，嫉妒之心也就很难同你结伴了。

（五）对自己发展后路感到忧心忡忡

海勤人员在面临岗位调整、职务调整、评优评先等现实问题时，心里有一定压力是很正常的。但有的同志每每想到这些事，心里就七上八下，坐卧不宁，工作没干劲，睡觉睡不着，这是心理压力过大所致，应该进行调适。

所谓心理压力过大，是指人的承受力不能应付目前环境而引起的内心紧张和压抑。一般来说，心理压力与人的承受力有三种关系：第一种是压力大于承受力；第二种是压力等于承受力；第三种是压力小于承受力。人有一点心理压力是好事，适度的压力有利于形成最佳的进取状态，催人奋进。但压力过强，大大超过人的心理承受力时，就会产生负面作用。会出现思维反应迟钝、情绪躁动不安、自制力减弱、逃避工作环境等不良心理反应。那么，怎样让自己的心理压力小于或等于自己的承受力呢？

减小心理压力首先要积极行动。海勤人员之所以会对未来发展忧心忡忡，是因为心里患得患失，想努力做点什么，但又不知该如何着手。的确，在遇到事关发展进步的大事时，人们是不可能做到绝对平心静气的。当遇到这些情况时，我们可以进行一下理性的分析，找来笔和纸，把自己的意愿写在纸上，然后把自己的优势和劣势逐条写下来，再写下有助于实现意愿的对策，如想实现自己的目标和愿望，可以先向领导汇报自己的思想，并通过积极努力工作、干出成绩来证明自己的价值。只要找出了对策，我们就可以积极去努力，而不是停留在空想上，这样无谓的焦虑和担心自然就减少了。

减小心理压力需要有豁达的心胸。心胸狭隘的人，遇到一点困难，也会心事重重，裹足不前；胸怀宽广之人，无论遇到什么样的挫折都能泰然处之、镇定自若。海勤人员应有服从大局、无私奉献的胸襟，若自己的愿望理想不能实现，也该平静接受事实。毕竟理想和现实是有差距的，有些个人目标的实现愿望的达到有时候不是单靠一己之力能够完成的，努力改变能改变的事情，坦然接受自己不能改变的事情。

减小心理压力还可以采取一些心理疏导的方法。一是自我暗示。当我们感到心理压力沉重时，要注意提醒自己，不要自乱阵脚，要稳定情绪，暗示自己办法总会有的，困难是可以克服的。这有助于我们保持清醒的头脑，变压力为前进的动力。二是分散注意。人在心理压力沉重时，往往把注意力始终集中在自己遇到的难题上，越想越窝火，越想越失望。在这种情况下，我们要想办法让自己去做一些有意义、令人愉快的事情，通过转移注意力缓解心中的压力。三是合理宣泄。宣泄是一种释放，其作用在于把压抑在心里的各种消极情绪加以排解，得到精神解脱。可以找同乡、朋友和领导把自己的烦恼和苦痛倾诉出来，心情或许会开朗一些。四是自我放松。可以做操、散步，也可以听音乐、看漫画，通过肌肉松弛来达到心理紧张得缓解的目的。研究表明，放松训练可使大脑皮层的唤醒水平下降，通过内分泌系统和自主神经系统功能的调节，缓解人因紧张反应而造成的生理心理失调。

附：简易心理适应性测试量表及评分标准

心理适应性主要指各种个性特征互相配合起来，适应周围环境的能力。一个人能否尽快地适应新环境，能否处理好复杂、重大或危急的特殊情况，与他（她）的心理适应性高低有很直接的关系。

本量表共 20 道题目，每题有 5 种答案。请在阅读每题后，从答案中选择符合你的实际情况的一种。

1. 假如把每次考试的试卷拿到一个安安静静、无人监考的房间里去做，我的成绩一定会好一些。

A. 很对　　B. 对　　　C. 无所谓　　　D. 不对　　　E. 很不对

2. 夜间走路，我能比别人看得更清楚。

A. 是　　　B. 好像是　　C. 不知道　　D. 好像不是　　E. 不是

3. 每次离开家到一个新地方，我总爱闹点毛病，如失眠、拉肚子、皮肤过敏等。

A. 完全对　B. 有些对　　C. 不知道　　D. 不太对　　E. 不对

4. 我在正式运动会上取得的成绩常比体育课或平时练习的成绩好些。

A. 是　　　B. 似乎是　　C. 吃不准　　D. 似乎不是　　E. 正相反

5. 我每次明明把课文背得滚瓜烂熟了，可在课堂上背的时候，却总要出点差错。

A. 经常是　B. 有时是　　C. 吃不准　　D. 很少这样　　E. 没有这样

6. 开会轮到我发言时，我似乎比别人更镇定，发言也显得很自然。

A. 对　　　B. 有些对　　C. 不知道　　D. 不太对　　E. 正相反

7. 我冬天比别人更怕冷，夏天比别人更怕热。

A. 是　　　B. 好像是　　C. 不知道　　D. 好像不是　　E. 不是

8. 在嘈杂、混乱的环境里，我仍能精力集中地学习、工作，效率并不会大幅度降低。

A. 对　　　　B. 略对　　　　C. 吃不准　　D. 有些不对　　E. 正相反

9. 每次检查身体，医师都说我"心跳过速"，其实平时我脉搏很正常。

A. 是　　　　B. 有时是　　　C. 时有时无　D. 很少有　　　E. 根本没有

10. 如果需要的话，我可以熬一个通宵，精力充沛地工作或学习。

A. 是　　　　B. 有时候是　C. 无所谓　　D. 很少是　　　E. 完全不是

11. 当父母或兄弟姐妹的朋友来家做客时，我尽量回避他们。

A. 是　　　　B. 有时是　　　C. 不一定　　D. 很少是　　　E. 完全不是

12. 出门在外，虽然吃饭、睡觉、环境等变化很大，可是我很快就能习惯。

A. 是　　　　B. 有时是　　　C. 不一定　　D. 很少是　　　E. 完全不是

13. 参加各种比赛时，赛场上越热烈，群众越加油，我的成绩反而越上不去。

A. 是　　　　B. 有时是　　　C. 不一定　　D. 很少是　　　E. 不是

14. 上课回答问题或开会发言时，我能镇定自若地把事先想好的一切都完整地说出来。

A. 对　　　　B. 较对　　　　C. 这一定　　D. 不太对　　　E. 不对

15. 我觉得一个人做事比大家一起干效率高些，所以我愿意一个人做事。

A. 是　　　　B. 好像是　　　C. 不一定　　D. 好像不是　　E. 不是

16. 为了求得和睦相处，我常常放弃自己的意见，附和大家。

A. 是　　　　B. 有时是　　　C. 不一定　　D. 很少是　　　E. 根本不是

17. 当着众人和生人的面，我感到窘迫。

A. 是　　　　B. 有时是　　　C. 不一定　　D. 很少是　　　E. 不是

18. 无论情况多么紧迫，我都能注意到该注意的细节，不丢三落四。

A. 对　　　　B. 较对　　　　C. 不一定　　D. 不太对　　　E. 不对

19. 和别人争吵起来时，我常常哑口无言，事后才想起该怎样反驳对方，可是已经晚了。

A. 是　　　　B. 有时是　　　C. 不一定　　D. 很少是　　　E. 不是

20. 我每次参加正式考试或考核的成绩，常常比平时的成绩更好些。

A. 是　　　　B. 有时是　　　C. 不一定　　D. 很少是　　　E. 不是

中学生心理适应性量表记分方法：

1. 凡单号题（1、3、5……），从 A 到 E 五种回答依次记 1、2、3、4、5 分；凡双号题（2、4、6……），从 A 到 E 依次记 5、4、3、2、1 分。

2. 20 题得分之和与心理适应的关系如下：

81～100 分，适应性很强。

61～80 分，适应性较强。

41～60 分，适应性一般。

21～40 分，适应性较差。

0～20 分，适应性很差。

参　考　文　献

[1] Price R B，Duman R. Neuroplasticity in cognitive and psychological mechanisms of depression：an integrative model [J]. Molecular psychiatry，2020，25（3）：530-543.

[2] Goyal M，Singh S，Sibinga E M，et al. Meditation programs for psychological stress and well-being：a systematic review and meta-analysis [J]. JAMA internal medicine，2014，174（3）：357-368.

[3] Gilam G，Lin T，Fruchter E，et al. Neural indicators of interpersonal anger as cause and consequence of combat training stress symptoms [J]. Psychological medicine，2017，47（9）：1561-1572.

[4] Lin T，Vaisvaser S，Fruchter E，et al. A neurobehavioral account for individual differences in resilience to chronic military stress [J]. Psychological medicine，2015，45（5）：1011-1023.

[5] 梁学军，刘立志，甘景梨，等. 军演官兵心理应激与觉察压力的相关性研究 [J]. 华南国防医学杂志，2019，33（7）：485-487.

[6] 蒋春蕾. 应激医学 [M]. 上海：上海科学技术出版社，2021：248-290.

[7] Creamer J L，Brock M S，Matsangas P，et al. Nightmares in United States Military Personnel With Sleep Disturbances [J]. Journal of Clinical Sleep Medicine：official publication of the American Academy of Sleep Medicine，2018，14（3）：419-426.

[8] Trautmann S，Goodwin L，et al. Prevalence and severity of mental disorders in military personnel：a standardised comparison with civilians [J]. Epidemiology and psychiatric sciences，2017，26（2）：199-208.

[9] 赵赫，杨帅，葛鹏飞，等. 某旅官兵军事应激状态对军事作业效能的影响 [J]. 实用医药，2020，37（12）：1061-1064.

[10] Reuven G，David M A. 军事心理学手册 [M]. 苗丹民，王京生，刘立，等译. 北京：中国轻工业出版社，2004：446.

[11] 肯尼迪 C H，左尔莫 E A. 军事心理学：临床与作战中的应用 [M]. 贺岭峰，高旭辰，田彬，译. 上海：华东师范大学出版社，2008：179.

[12] 张岭，厉彦超，张连城. 军事应激反应的测评及干预研究进展 [J]. 人民军医，2016，59（5）：439-441.

[13] 甘丽英，孟素平，冯正直，等. 高寒地区军人抑郁症状流行病学特征及其危险因素研究 [J]. 重庆医学，2013，42（12）：1332-1335.

[14] 闫明启，杨龙江，戚秀中. 特殊环境因素对舰艇人员心理健康的影响 [J]医学与社会，2020，33（12）：94-97.

[15] 王丽杰，王黎，王杨. 军事应激情景中心理承受力对官兵心理健康水平调节作用研 [J]人民军医，58，（12）：1385-1387.

[16] 屠志浩，彭丽，沈兴华. 长远航前后海军官兵心理健康对照研究的 Meta 分析 [J]. 人民军医，2018（6）：487-492.

[17] 屠志浩，彭丽，沈兴华. 潜艇部队官兵出海前后心理健康对照研究的 Meta 分析 [J]. 解放军预防医学杂志，2018（3）：304-308.

[18] 董焱，沈兴华，蒋春雷. 舰艇长、远航心理防护措施探索与实践 [J]. 海军医学杂志，2012，33：230-233.

[19] 徐津，彭丽，沈兴华. 海军某舰艇部队军人抑郁状况及其影响因素 [J]. 职业与健康，2017，33：23-26.

[20] 崔英丹，郭德纲，潘玮，等. 舰艇艇员焦虑情绪及与人格特征的关系 [J]. 解放军预防医学杂志，2015，33：538-539.

[21] 曾文峰，严雯婕，宋伟，等. 海军某舰艇部队官兵睡眠质量和生存质量的调查研究 [J]. 第二军医大学学报，2018，39：203-206.

[22] ZENG W F，YAN W J，SONG W，et al. Investigation of sleep quality and life quality of soldiers in a navy warship troop [J]. Acad J Sec Mil Med Univ，2018，39：203-206.

[23] 虞立霞，洪燕，彭晖，等. 海军某部舰艇官兵的心理及睡眠状况调查分析 [J]. 军事医学，2019，43：578-581.

[24] 杨叶芃，李秀珍，宋亚玲，等. 某部联合军事演习参演官兵心理健康状况调查 [J]. 人民军医，2014，57：1039-1040.

[25] 徐振东，武圣君，苗丹民，等. 演习情境下军人心理资本、应对方式与焦虑的关系 [J]. 职业与健康，2017，33：1231-1234.

[26] 徐松，朱安平，伍晓刚，等. 军事演习对某野战医疗队员焦虑抑郁情绪及心理压力影响的观察 [J]. 人民军医，2017，60：448-450，452.